Christoph Fasel
Samuel Koch – Zwei Leben

Christoph Fasel

SamuelKoch
ZweiLeben

adeo

Inhalt

Vorwort

Es gehört nicht nur zum Wesen meines Berufes, sondern auch zu meinen privaten Eigenschaften, dass ich in „schwierigen Momenten" entweder reflexhaft mit Leichtigkeit reagiere oder mein Heil darin suche, so schnell wie möglich das Thema zu wechseln. Darin hatte ich eine gewisse Perfektion erreicht, für die ich beruflich oft genug gelobt und die mir im Privaten noch öfter vorgeworfen wurde. Wenn ich heute in der Lage bin, mich in einer Krise ernsthaft mit dieser auseinanderzusetzen, ohne sofort Fluchtreflexe zu entwickeln, so verdanke ich dies dem jungen Mann, den Sie in diesem Buch sehr genau kennenlernen werden.

Ich werde nie vergessen, wie ich Samuel Koch am Vorabend seines verhängnisvollen „Wetten, dass..?"-Auftritts nach den Proben noch einmal an der Hotelbar getroffen habe. Ich konnte nicht wissen, wie eng uns das Schicksal am nächsten Tag miteinander verbinden würde, aber dieser blonde Kraftkerl mit dem unerschütterlichen Selbstvertrauen erinnerte mich sehr stark an mich selbst in seinem Alter. So wie ich ihn muss meine Umgebung mich bei meinen ersten Berührungen mit dem Fernsehen wahrgenommen haben: Man spürte, dass da einer in dem Medium angekommen war, das für ihn die Zukunft bedeutete. Auch im Gespräch mit ihm bemerkte man schnell, dass Kameras für ihn einen Zauber und das Publikum dahinter eine Herausforderung darstellten. Da wollte er hin, ob als Schauspieler, Stuntman oder Moderator.

Wir alle wurden Zeugen, wie dieser Traum zerplatzte. Fürs Erste zumindest und sicher für lange Zeit.

Die ersten Tage nach dem Unfall habe ich wie in Trance erlebt. Dauernd wurde ich nach meiner und der Zukunft der Sendung gefragt. Nichts interessierte mich in diesem Moment weniger. Ich wollte es einfach nicht wahrhaben, dass dieser blonde Junge aus der Hotelbar vielleicht nie wieder auf seinen eigenen Beinen würde stehen können. Ich kann es heute noch nicht.

In den ersten Wochen und Monaten gehörte ich zu denen, die von voreiligen Diagnosen sprachen, von der Kunst der Ärzte und den möglichen Wundern. Samuel selbst und sein Vater waren es, die mir von ihrer neuen Zeitrechnung und der Wahrnehmung der Langsamkeit berichtet haben.

Meine Entscheidung, mich auch und vor allem wegen Samuels Unfall von „Wetten, dass..?" zu verabschieden, wurde nicht von allen als ehrlich empfunden. Manche haben mir unterstellt, es wäre die geschickte Tarnung eines lange geplanten Rückzuges gewesen.

Es stimmt, dass ich meine Moderationslaufbahn bei „Wetten, dass..?" in absehbarer Zeit beenden wollte, aber ich hatte keine Vorstellung, wann dieser Punkt erreicht sein würde. Sobald aber feststand, dass es für Samuel kein schnelles Happy End geben würde, wurde auch mir bewusst, dass ich nie mehr den gleichen Spaß mit der Show haben würde wie zuvor.

Und wenn ich von einer schicksalhaften Verbindung zwischen mir und Samuel gesprochen habe, meine ich nicht den Abschied von einer Samstagabend-Show, sondern die Tatsache, dass ich diesem jungen Mann eine tiefe Einsicht verdanke, wie man mit einem Leben umgehen kann, das eben nicht so verläuft, wie man es geplant und sich gewünscht hat.

Viele Menschen ereilt jeden Tag ein ähnliches Schicksal wie Samuel, und irgendetwas kann auch unser Leben schon morgen in eine völlig andere Bahn werfen. Ich wünsche uns dann die Kraft, die ich im Buch von Samuel finde. Ich beglückwünsche ihn dazu und ich bewundere ihn dafür.

Thomas Gottschalk

Einleitung

Als ich im Sommer 2011 gleich von mehreren Buchverlagen angesprochen wurde, ob ich nicht meine Geschichte aufschreiben wollte, musste ich fast lachen, da ich die Idee so absurd fand. Was sollte ein 23-jähriger Typ, der noch nichts erreicht hat außer den Tiefpunkt seines Lebens, in einem Buch schreiben? Der völlig aus dem Leben gerissen den größten Teil des letzten Jahres einfach nur im Bett lag und nichts tat – aber auch gar nichts. Das konnte doch nur ein Buch voller depressiver und trauriger Worte werden. Außerdem hatte ich mich in der Öffentlichkeit ohnehin schon „naggisch" genug gemacht und die Leute würden denken: „Noch einer, der ein Buch schreibt, nur weil er in der Öffentlichkeit steht!" Ich dachte: *Niemals schreibe ich ein Buch, und schon gar nicht mitten in dieser Akutphase. Höchstens vielleicht, wenn aus dieser Misere ein Happy End geworden ist und ich abschließend mit mehr Distanz darüber reflektieren kann.*

Soviel kann ich an dieser Stelle wohl schon vorwegnehmen: Dazu ist es noch nicht gekommen. Trotzdem halten Sie gerade mein Buch in der Hand.

Wie konnte das passieren? Im 7. oder 8. Schuljahr dachte ich mal, ich werde Schriftsteller, bin dann aber nicht mal mit meinen Deutschaufsätzen fertiggeworden, weil ich alles stets 17-mal umformulierte.

Doch Ralf Markmeier, der Verlagsleiter von adeo, hat meine Bedenken zerstreut und mich motiviert, meine Geschichte zu Papier zu bringen, und heute bin ich sehr dankbar dafür. Denn schon vor der Buchanfrage war mein Nachttisch teilweise übersät mit Post-its und Notizzetteln, die ich meinem Papa diktiert hatte, um mein Kopfkino loszuwerden. Ralf bot mir die einmalige Möglichkeit, ein Projekt zu realisieren, das ich allein niemals hätte bewältigen können, indem er mir die richtigen Menschen an die Seite gestellt hat: Christoph Fasel, mittlerweile ein guter Freund, der neben all den Recherchen meine Schreibhand ersetzte und als lebender Notizzettel die zahlreichen Gedanken und Erzählungen strukturierte und aufschrieb. Und Karoline Kuhn, die weit über die Aufgaben einer Lektorin hinaus in geduldiger, nächtelanger Kleinarbeit half, meinem Geist Ausdruck zu verleihen. Ich schätze das heute als großes Geschenk. Ebenso wie die professionelle Unterstützung in allen anderen Belangen. Wenn ich alles selbst in die Hand hätte nehmen müssen, wäre das Buch mit einem Titel wie „Mein K(r)ampf" oder „Wer liest, lebt nicht!" versehen und hätte wahrscheinlich einen rosa Umschlag, auf dem statt einem Gesicht höchstens ein Fuß von mir zu sehen ist.

Ich war überrascht, wie gut mir die Arbeit an dieser Mischung aus Rückblick, Bestandsaufnahme und Zukunftsmusik tat. Das Schreiben oder besser Diktieren bot mir eine intensive Möglichkeit, um die Ereignisse des letzten Jahres noch mal bewusst Revue passieren zu lassen, einzuordnen und aufzuarbeiten.

Beim Schreiben dieses Buches haben wir überraschend viel gelacht, trotz oder wegen der vielen Arbeit. Ich habe mich an schöne und lustige Momente erinnert, aber auch vieles betrauert; ich habe von vielem Abschied genommen und bin zwischendurch ziemlich wütend geworden, was ich von mir absolut nicht kenne. Eigentlich steckte das ganze Spektrum menschlicher Gefühle darin. Auch war es für mich eine Art Therapeutikum, alles, was passiert war und was es mit mir gemacht hat, vor Christoph und Karo auszubreiten, um die richtigen Formulierungen zu ringen und auch Licht ins Dunkel mancher ungeklärter Fragen zu bringen. Das betrachte ich als großes Privileg.

Und noch ein Aspekt ist mir wichtig: Im Laufe des letzten Jahres habe ich buchstäblich unzählige Zuschriften von Menschen erhalten, die mir ihr Mitgefühl ausdrückten, ihre Hilfe anboten, mir Mut machten und wissen wollten, wie es mir geht. Es wird mir leider unmöglich sein, auf alle diese schönen Gesten zu antworten. Mit diesem Buch kann ich aber denen, die es interessiert, wenigstens ein wenig davon mitteilen, was genau passiert ist und wie es mir geht.

Vielleicht gelingt es auch, durch die Schilderung meiner Erfahrungen ein bisschen Aufmerksamkeit für die „Unwegbarkeiten" von Rollstuhlfahrern zu wecken. Also ist es sozusagen ein Buch geworden für Rollstuhlfahrer, für Nichtrollstuhlfahrer und für solche, die es werden wollen.

Samuel Koch

1. Der Moment, der alles ändert

Samstag, 4. Dezember 2010

Da stehe ich nun im gleißenden Scheinwerferlicht, eingerahmt von Thomas Gottschalk und Michelle Hunziker. Über zehn Millionen Fernsehzuschauer können mich sehen, und hier in der Düsseldorfer Messehalle sind es 4.300 Augenpaare, die auf mich fixiert sind. Es ist die 191. „Wetten, dass..?"-Sendung. Michelle stützt mich, und um ruhig zu stehen, brauche ich diese Unterstützung heute Abend durchaus. Der Grund dafür: Ich bin unförmig ausgerüstet – 42 Zentimeter größer und 9,5 Kilo schwerer als sonst. Mein Bodenkontakt begrenzt sich auf zwei etwa ein-Euro-Münzen-große Flächen. An meinen Füßen trage ich zwei sogenannte „Poweriser", eine Art Sprungstelzen. Das ist ein Sportgerät, das es mir ermöglicht, um ein Vielfaches höher und weiter zu springen als normal. Die Kräfte, die durch diese Beinverlängerungen entstehen, sollte ein Mensch, der sie trägt, aber beherrschen. Das kann nur einer, der seinen Körper bis in den letzten Muskel kennt. Eine Eigenschaft, die ein Turner hat. Ich bin so einer.

Mit diesen Geräten an den Füßen will ich heute Abend vor den Augen von Millionen Zuschauern eine Wette gewinnen, wie sie in 30 Jahren „Wetten, dass..?" noch nie auf die Bühne gebracht wurde: In vier Minuten mithilfe der Stelzen fünf unterschiedliche Autos mit einem Salto überspringen – angefangen vom Smart bis zum Geländewagen. Und nicht einfach Autos, die in der Gegend herumstehen, sondern Autos, die auf mich zufahren.

Es wird der Abend, der mein Leben radikal verändert. Aber ganz anders, als ich das am Tag zuvor noch dachte.

Es geht los

Die Veranstaltung startet, wie immer bei einer Live-Sendung, schon vor der Ausstrahlung, die erst um 20:15 Uhr beginnt, mit einer Aufwärmrunde im Saal. Thomas Gottschalk heißt die Besucher in der Messehalle willkommen, plaudert mit Gästen, begrüßt die Prominenten mit Handschlag und stimmt die Menschen im Saal auf die Wetten des heutigen Abends ein. Auch auf die Wette Nummer 881. Das ist meine. Die Stimmung steigt. Die Erwartung dessen, was kommt, auch.

Es ist kurz nach halb acht. Während Thomas Gottschalk draußen vor der Bühne als Aufwärmer die „Rampensau" gibt, gehe ich mit meinem Team hinter den Kulissen zum letzten Mal den Ablauf unserer Wette durch. Denn das, was wir hier tun werden, ist das Ergebnis von fünf Monaten peinlich genauer Vorbereitung. Von endlosem Training. Von über 500 solcher Sprünge, die ich vorab zur Probe absolviert habe. Von raffiniertem Timing und minutiöser Planung. Jeder Schritt, jedes Kommando, jedes Tempo muss auf den Bruchteil einer Sekunde klappen.

Die Rechnung lautet ganz einfach: Unsere Aktionsfläche ist 62 Meter lang. Ich renne mit meinen Beinverlängerungen auf ein fahrendes Auto zu und überspringe dieses mit einem Salto. Dabei erreiche ich in der Luft eine Geschwindigkeit von mindestens 25 Stundenkilometern. Das Auto ist mit 22 Kilometern in der Stunde unterwegs. Sollten wir zusammenprallen, würde das mit einer Geschwindigkeit von 47 Stundenkilometern geschehen. Keine gute Idee. Denn das hält kein Knochen aus. Wer keinen Respekt vor solchen Kräften hat, sollte die Finger davon lassen. Ich habe Respekt.

Und ich habe diesen Sprung so oft gemacht, dass ich ihn fast im Schlaf beherrsche: Die Phasen laufen automatisch in meinem Kopf ab: Konzentrieren, Stoßgebet, Zeichen geben, Gewicht auf rechten Fuß verlagern, warten, bis das Auto die Markierung überfahren hat, fünf Schritte, einspringen, abspringen, Salto, hinter dem Wagen aufkommen, abfedern, auslaufen. Freuen.

So einfach, wie sich das hier anhört, ist unsere Wette allerdings nicht. Nur ein Beispiel: Vier Freunde und mein Vater bilden das Team der Fahrer. Sie haben für meine Begriffe einen schweren Job – sie müssen nämlich auf einen Menschen zuhalten, der ihrem fahrenden Auto entgegenläuft. Gar nicht so einfach, da nicht zu bremsen. Aber der Bremsreflex ist das Allerletzte, was ich gebrauchen kann. Ich habe keine Lust, mit meinen Stelzen auf dem Dach eines Mini aufzusetzen oder auf dem Kofferraumdeckel eines Audi zu landen statt auf dem Boden dahinter.

Allein diese Unwägbarkeit haben wir in Dutzenden von Trainingsgängen nach und nach ausgeschaltet. Mittlerweile sind uns die Abläufe der Wette dermaßen in Fleisch und Blut übergegangen, dass ich mir zwischendurch Gedanken darüber mache, ob unsere Vorführung überhaupt noch jemanden vom Hocker reißt.

Das führte im Laufe der Trainingsmonate sogar zu der Überlegung: „Wie wäre es, wenn wir die ganze Nummer noch einen Zacken spannender machen, indem ich mit verbundenen Augen springe?" Klingt erst einmal richtig verrückt – aber es geht. Denn die Abläufe basieren ja vor allem auf dem richtigen Timing, also dem Abzählen und dem exakt passenden Absprung.

Doch als wir die Möglichkeit diskutierten, die Wette mit verbundenen Augen durchzuführen, kamen das ZDF-Team und wir zu der Erkenntnis: Der Sprung allein sollte ausreichen. Da braucht man nicht noch extra einen draufzusetzen. Das kam auch meinen eigenen Empfindungen entgegen.

Die Spannung steigt

Mittlerweile ist es 19:56 Uhr. Ich hüpfe, springe, mache ein paar kleine Saltos und Dehnübungen, um meine Muskulatur warmzuhalten. Mit dem Team von „Wetten, dass..?" haben wir aus diesem Grund abgemacht, dass meine Wette als Erste drankommt. Wenn die Sendung erst einmal läuft, ist es schwierig, einen Zeitplan genau einzuhalten. Zudem ist der Aufbau mit der über 60 Meter langen Fahrbahn für die Bühnenbildner nicht ganz ohne. Sie müssen ja für jede neue Wette komplett umbauen. Und da unsere Wette an diesem Abend diejenige ist, die im Saal den meisten Raum braucht, soll sie am Anfang stehen.

Noch wissen wir alle nicht, dass es heute Abend keine zweite Wette mehr geben wird.

Eigentlich hätte das ZDF meinen Auftritt lieber weiter nach hinten geschoben. Denn alle aus dem Team betrachten unsere als die Spitzenwette der Sendung. Manche sagen mir, dass sie eine so athletische und dramatische Wette in den fast drei Jahrzehnten des Formates noch nicht gesehen haben.

Am Tag zuvor hatte ein ZDF-Team die Vorbereitungen zur Sendung und auch die letzten Proben für meinen Auftritt gefilmt. Mir geht wieder das Bild durch den Kopf, wie ich einen Probesprung abbrach und auf dem Boden abrollte. Michelle Hunziker, die währenddessen neben der Bahn stand, schlug die Hände vor den Mund. In die Kamera des Teams sagte sie anschließend: „Das wird eine Hammerwette! Thomas und ich, als wir das gesehen haben, können nur sagen: Es ist unglaublich, was dieser Junge leistet! Das müsst ihr sehen!"

20:15 Uhr. Die Eurovisions-Fanfare ertönt. Im Saal brandet Applaus auf, als Thomas Gottschalk heraustritt und die Sendung eröffnet. Hinter den Kulissen schlüpfe ich in eine Jacke. Meine Beine wickele ich in Decken ein. Ich muss warm bleiben, darf die Muskulatur nicht auskühlen lassen, bis ich mit meiner Wette dran bin.

Als erste Gäste sitzen heute Abend Otto Waalkes und „Germany's next Topmodel" Sara Nuru auf der „Wetten, dass..?"-Couch. Nach dem Begrüßungsgespräch moderiert Michelle die Wetten an: „Wir haben heute unglaublich junge Kandidaten – und diese erste Wette ist wirklich gefährlich!", leitet sie meinen Auftritt ein. Und zu den Wettpaten gewandt, fügt sie hinzu: „Also, bereitet euch vor, es ist unglaublich spannend!"

Die Wettbedingungen lauten: Samuel Koch wettet, dass er mit seinen „Powerisern" in vier Minuten über fünf fahrende Autos springen kann. Thomas Gottschalk ist die Anspannung schon jetzt deutlich anzumerken. Er fügt zu den Wettbedingungen an: „Ihr werdet sehen, die Zeit wird euch gleich völlig wurscht sein. Es ist mir egal, in welcher Zeit er springt. Ich hoffe nur, dass er drüberkommt!" Und fast prophetisch sagt er dann noch: „Ich habe vieles gesehen in meiner beruflichen Laufbahn – so gefürchtet habe ich mich noch nie, dass dem jungen Mann was passiert, und ich kann nur sagen: Ich hoffe, alles geht gut!"

20:32 Uhr. Thomas Gottschalk und Michelle Hunziker bitten mich auf die Bühne. Im Publikum meine Mama, meine Schwester Rebecca und mein Bruder Jonathan. Freunde, Kommilitonen, ein ganzer Fanclub begleitet mich. Sie winken mit Pompons, jubeln, klatschen, halten Schilder hoch mit Sprüchen wie „Samuel, du schaffst das!". Zwei, drei Fragen vom Moderator, ein Hinweis von Michelle, was ich sonst so mache: „Er ist ein Kunstturner, studiert Musik, Theater, Medien, will Schauspieler werden, und er leitet auch noch einen Kindergottesdienst – also, das ist der Sohn, den jede Mutter möchte!"

Das stimmt nur teilweise, doch ich höre nur mit halbem Ohr zu. Ich bin konzentriert auf das, was vor mir liegt. Das ist immer so bei meinen Auftritten – sei es beim Turnen, sei es bei Show-Auftritten, die ich zusammen mit Kollegen absolviert habe. Deshalb habe ich auch die Moderatoren im Vorgespräch gebeten, mich vor der Wette nicht allzu intensiv zu interviewen. Lieber sollen sie nachher mit mir sprechen, wenn alles vorbei ist.

„Was sagt denn Mutti, was sagt denn Vati dazu, wenn du hier mit solchen Sachen auftrittst?", will Thomas Gottschalk noch wissen. Ich bin ein wenig verdattert, mit meinen Gedanken schon ganz woanders, und antworte: „Weiß ich grad gar nicht – müsste ich fragen. Papa ist ja hier auch dabei, und Mama sitzt da hinten, die müssen wir nachher mal fragen!"

Im Gesicht meiner Mutter spiegeln sich in diesem Augenblick Spannung und Sorge zugleich.

„Ich werde Ihnen jetzt noch einmal sagen, dass Sie wahrscheinlich im richtigen Moment die Augen zumachen, das ist mir nämlich auch passiert, als ich das zum ersten Mal gesehen habe. Diesmal habe ich nämlich die Probe miterlebt, und man will es eigentlich gar nicht sehen!", verkündet Gottschalk nun dem Publikum. „Aber ich sage Ihnen, halten Sie die Augen offen, Sie werden ihnen nicht trauen!"

Dann geht es los.

20:36 Uhr. Ich brauche ein paar Sekunden, um mich in mich zurückzuziehen, mich zu sammeln. Thomas Gottschalk gibt mir alle Zeit der Welt: „Konzentrier dich, so lange du willst. Gib mir einfach ein Zeichen, dass du so weit bist", sagt er. Was ich nur noch am Rande mitbekomme, ist ein Kommentar von Michelle Hunziker, bevor der erste Sprung ansteht. Mit belegter Stimme sagt sie: „Thomas, ich will's nicht sehen!" Und Gottschalk antwortet darauf: „Ich will's auch nicht machen!"

Dann geht es los. 62 Meter liegen zwischen mir und dem Smart, der als erstes Fahrzeug in der Reihe wartet. Fünf Autos. Vier Minuten. Die Zeit läuft.

Ich gebe das Handzeichen. Das Vorderrad des ersten Wagens überquert die Markierung am Boden. Ich laufe los, mit dem linken Fuß zuerst. Ein Stoßgebet, durch meinen Kopf rauschen Fetzen von Psalm 23 im Schnelldurchlauf: *Der Herr ist mein Hirte; mir wird nichts mangeln.* Rechter Fuß, Körpergewicht nach vorne verlagern, abfedern, weiter: Linker Fuß vor, rasch Tempo gewinnen! Rechter Fuß vor, Arme hoch, linker Fuß, Einsprung, beidbeiniger Absprung – und hoch in den Salto!

Dann bin ich über das Auto hinweg, habe mich mal wieder um mich selbst gedreht und lande wieder auf den Beinen – besser gesagt auf den Stelzen, die ich dann noch ausfedern lasse.

Gut. Weiter.

Applaus, Geschrei, Jubel, Schilder werden hochgehalten, meine Geschwister springen auf.

20:37 Uhr. Die Zeit läuft. Nun folgt der zweite Wagen, ein Mini, gesteuert von meinem Freund Tim. Obwohl es eigentlich leicht zu überspringen ist, habe ich mit diesem Auto die meisten Schwierigkeiten. Liegt es am Heck, das so steil nach unten abfällt? Aber das ist beim Geländewagen auch so, den es als Letzten zu überspringen gilt. Jedenfalls habe ich schon bei den letzten großen Proben in Hannover immer wieder Probleme gehabt, genau dieses Fahrzeug zu meistern. Ich zähle an, Gebet, Tim fährt an, ich laufe los. Alles sieht erst mal gut aus, doch dann, nach dem dritten Schritt, breche ich ab; ich merke: Die Distanz stimmt nicht hundertprozentig.

Kein Problem – ich habe ja noch drei weitere Versuche. Der nächste Wagen. Ein Ford Focus Kombi. Der ist größer als der Mini, macht mir aber keine Probleme. Den Blick des Fahrers suchen, Handzeichen, auf das Zeichen des Fahrers warten, anlaufen, springen – alles läuft perfekt. In einem langen Salto ziehe ich über den Ford hinweg. In der Luft höre ich das Aufheulen des Motors, als Chris Gas gibt. Jetzt weiß ich, dass ich drüber bin.

Die Stimmung in der Halle kocht, Gottschalk und Hunziker im Gefühlsrausch zwischen Angst und Begeisterung, meiner Mutter steht nach jedem der Versuche Furcht und Erleichterung zugleich ins Gesicht geschrieben. Die Zuschauer toben auf den Rängen. Doch ich bleibe in meiner strengen Konzentration.

Jetzt kommt das längste Auto. Ein silbergrauer Audi A8. Mein Vater fährt ihn. Obwohl es ein langes Fahrzeug ist, habe ich es stets als Sprungobjekt geschätzt. Der Audi ist nämlich das flachste der Autos, die ich heute überspringen will, und mein Vater fährt mit der Präzision eines Schweizer Uhrwerks.

20:38 Uhr. Das vierte Auto. Thomas Gottschalk ruft in den Applaus: „So, ich glaube, jetzt kommt Vati, oder?" Michelle Hunziker ist verwirrt, meint: „Nein, das vierte Auto ist Vati ... das *ist* das vierte Auto!" Und Gottschalk spricht die beinahe prophetischen Worte: „Was für ein Gefühl muss das für den Vater sein, wenn ihm sein eigener Sohn vors Auto läuft!"

Wieder der Psalm in meinem Kopf und meinem Herzen. Ich gebe meinem Vater das Zeichen. *Und ob ich schon wanderte im finsteren Tal* ... er bestätigt es mir ... *fürchte ich kein Unglück* ... linker Fuß ... *denn du bist bei mir* ... rechter Fuß, linker Fuß, Einsprung, Absprung – hoch in den Salto!

Ein Knall.
Nacht.

2. Woher ich komme

Samuel ist der Name eines Propheten im Alten Testament. In der Übersetzung ins Deutsche bedeutet der Name Samuel in etwa: „Von Gott erbeten".

„Ja", sagt mein Vater, Christoph Koch. „Samuel ist ein Wunschkind, wie alle unsere vier Kinder."

Meine Eltern Marion und Christoph sind sehr unterschiedlich. Papa, ein Informatiker, wirkt im ersten Moment etwas verschlossener, in sich gekehrter, jemand, mit dem man, wie manche Leute sagen würden, erst „einen Sack Salz essen muss", um mit ihm Freundschaft zu schließen.

Mama ist genau das Gegenteil, sehr lebhaft und offen. Von Beruf ist sie OP-Schwester. Papa ist sieben Jahre älter als Mama, die erst 19 war, als die beiden sich kennenlernten. Was sie jedoch gemeinsam haben, ist ein Hang zur Freiheit. Und eine bedingungslose Liebe zu ihren vier Kindern.

„Warum eigentlich vier?", habe ich ihn mal gefragt.

Er hat darauf gelächelt und mir geantwortet: „Ganz einfach: Zusammen haben Mama und ich vier Hände; und auf zwei Fahrrädern kannst du insgesamt vier Kindersitze unterbringen! Und außerdem sind wir mit vier Kindern eine komplette Volleyball-Mannschaft."

Typisch Papa, eine solche Antwort auf diese Frage! Sein Traum als alter Volleyballer war natürlich, auch seine Familie mit diesem Sport verbunden zu sehen. Und sechs sind eine Mannschaft!

So durften wir Kinder also allesamt als Wunschkinder schlüpfen. Ich war der Erste, und zwischen meinem Papa und mir bestand von Anfang an ein besonderes Band.

Bei meiner Geburt habe ich eine Wunde am Hinterkopf gehabt, und es hat eine Weile gedauert, bis meine Eltern herausgefunden haben, woher sie kam: Meine Mutter hatte sich vor der Schwangerschaft bei einem Sturz aus der Hängematte das Steißbein gebrochen, dessen Ende nun in den Geburtskanal hineinragte. Daran muss ich mich unterwegs verletzt haben. Die Wunde heilte schnell wieder ab, aber Haare sind an der Stelle nie gewachsen. Noch heute habe ich diesen Dachschaden am Hinterkopf und werde oft darauf angesprochen, warum ich dort keine Haare habe.

Als ich geboren war, hat mein Papa mich auf den Arm genommen und mir mit leiser Stimme erklärt, in was für einer verrückten Welt ich da gelandet war, wie sie funktioniert und oftmals nicht funktioniert. Von Astrophysik bis hin zum Weltfrieden war alles dabei in dieser etwas einseitigen Konversation.

„Samuel und sein Vater haben eine ganz spezielle und innige Beziehung – immer und von Anfang an gehabt", sagt meine Mutter, und die muss es wissen. Sie gesteht sogar ein: „Ich gebe zu: Ich war später mehr als einmal auf die enge Beziehung zwischen Vater und Sohn eifersüchtig. Aber Christoph hat mir klargemacht, dass deswegen kein Stück seiner Liebe für mich verloren geht."

Ja, es stimmt. Mein Vater hat für mich immer etwas Besonderes bedeutet. Ich habe mich oft gefragt, woran das liegt. Meine Mutter hat mir dazu einmal erzählt: „Christoph ist wie sein eigener Vater ein außergewöhnlicher Mensch. Er ist begabt mit einer grenzenlosen Liebe und tiefem Vertrauen. Von ihm habe ich gelernt, was Liebe bedeutet: kein Wenn-dann-Geschäft, sondern echte Hingabe."

Die Familienbande

Nach mir folgten meine Geschwister Elisabeth, Rebecca und Jonathan.

Elisabeth steht für Einfallsreichtum, Fürsorge und Zuverlässigkeit. Sie hat ein gesundes Durchsetzungsvermögen, sie treibt

Leute an, und man folgt ihr gern. Sie kann auch schmerzhaft ehrlich sein.

Rebecca ist zärtlich, liebenswert und sensibel. Ihre Art und vor allem ihr schelmisch-schönes Lächeln sind ansteckend. Außerdem ist sie bienenfleißig, erarbeitet sich ihre Erfolge in der Schule sehr zielstrebig. Mit ihr kann man sich gut über Jungs-Mädchen-Sachen unterhalten.

Jonathan geht seinen eigenen Weg als der „Benjamin" der Familie. Er ist ein musikalisches Talent. Er erlernt und spielt auf faszinierende Weise fast jedes Instrument und läuft nicht nur dabei zu kreativer Höchstform auf. Die Schule allerdings macht er nur mit Stöhnen, obwohl er wohl durchaus intelligent ist. Mit ihm habe ich jede Menge Spaß. Wir verstehen uns super, obwohl er ganz anders ist als ich.

Ebenso wie meine Eltern sind auch wir Geschwister sehr unterschiedlich. Aber die gemeinsame Basis ist trotzdem so breit, dass wir fest darauf stehen können und nicht mal mein Unfall uns als Familie ins Wanken bringen kann. Familie, das heißt bei uns Kochs nicht erst seit der letzten Zeit: vertrauen, zusammenstehen, aufeinander aufpassen, sich gegenseitig helfen. Immer doch noch eine Lösung finden, auch wenn man im Augenblick überfordert zu sein scheint.

Ein Vorbild bin ich für meine jüngeren Geschwister sicher nur bedingt gewesen, aber ich habe mich bemüht, eins zu sein. Sie waren oft ein bisschen genervt davon, wenn man sie nur als „Schwester/Bruder von Samuel" wahrgenommen hat. Das hatte aber auch Vorteile.

Elisabeth erinnert sich gern daran, dass ich eine Art Schutzengel für meine kleineren Geschwister war: „Vor Samuel hatte jeder Respekt, weil er als Turner körperlich was darstellte. Und jeder wusste, dass er unser großer Bruder ist. Das hat schon in manchen Situationen sehr geholfen. Zum Beispiel, als einmal drei Jungs sich auf dem Schulhof auf Jonathan gestürzt haben und ihn völlig unfair angegriffen haben. Als Samuel davon hörte, ist er sofort hingeeilt und hat sich die drei zur Brust genommen. Nein, verprügelt hat er sie nicht. So was war nicht Samuels Art. Aber er hat den Jungs unmissverständlich zu verstehen gegeben, dass sie es das nächste Mal bei ihm versuchen sollen und nicht bei seinem kleinen Bruder. Seit dem Tag hat Jonathan seine Ruhe gehabt!"

Kindheit in Bewegung

Aufgewachsen sind wir in Wintersweiler, einem Dörfchen im äußersten Südwesten Deutschlands, gelegen im Dreiländereck Deutschland-Schweiz-Frankreich. Meine Eltern waren bald nach meiner Geburt dorthin gezogen, weil mein Vater einen Job in Basel bekommen hatte.

Kaum angekommen, suchte die örtliche Kirchengemeinde jemanden, der sich in der Gestaltung des Kindergottesdienstes engagiert. Meine Eltern erklärten sich gern dazu bereit.

Mein Papa, ehemaliger Heeresamtsmeister, spielte weiter Volleyball. Er hat schon im Alter von 11 Jahren damit angefangen. Noch heute fragen mich Freunde: „Wie kommt es eigentlich, dass dein Vater so durchtrainiert aussieht?" Mein Vater war auch derjenige, der zuerst mir, später auch meinen Geschwistern früh die Freude an der Bewegung vermittelt hat.

Ich kann mich an viele gemeinsame Spiele erinnern – Ballspielen, Werfen aller möglichen Gegenstände und Fangen derselben, Turnen, Ballspielen, auf Papas Schultern herumhüpfen, Ballspielen, Schwimmen, Fahrradfahren und Ballspielen. Es musste immer mindestens ein Ball im Auto dabei sein. Unter anderem beim Essen durften wir immer darauf gefasst sein, dass Papa unser Reaktionsvermögen testete, indem er unvermittelt „Hepp!" rief und uns irgendwelche Gegenstände zuwarf.

Bei uns stand die Welt zu keiner Zeit Fuß. Wir waren eine Familie in Bewegung. „Wer nicht hüpfen und rennen kann, dem kann man auch nicht Rechnen beibringen", meinte mein Papa.

Besonders beliebt war das Schlafzimmer als Spielplatz. Dort gab es das Familien-Bett. Das war aber kein normales Bett, sondern eins in Größe XXL, fast dreieinhalb Meter breit. Mein Papa hatte es selbst entworfen und gebaut. Denn wann immer eines der Kinder zu den Eltern wollte, sollte das möglich sein, ohne dass sich Mama und Papa den Rücken verbiegen mussten. In diesem Riesenbett wurde also gespielt, gelesen, gegessen, gerauft, gekuschelt, gelebt und später auch ferngeschaut, und wenn eins von uns Kindern dabei einschlief, blieb es einfach gleich liegen – es war ja Platz genug für alle. Auch in der Nacht konnte meine Mama einfach weiterschlafen, wenn Stillzeit war. Ein richtiges Kommunikations- und Begegnungszentrum für die ganze Familie und unsere Freunde.

Jeden Tag freute ich mich auf den Abend. Denn dann las mein Papa mir Sprechblasenliteratur vor – Lucky Luke, Asterix oder auch biblische Comics. Dann gab es noch einen Joghurt und danach durfte ich auf seinem Rücken ins Bett reiten wie ein Cowboy in den Sonnenuntergang.

Das Familienbett diente uns auch als Catch-Matte und als Austragungsort für Ringkämpfe. Meine Freunde und ich haben am liebsten darauf gerauft, denn es konnte ja nicht viel passieren – anders als auf hartem Boden. Am liebsten habe ich aber mit meinem Papa gerungen. Dabei konnte schon mal ein Ellenbogen im Auge oder eine Faust auf der Nase landen. Papa sagte: „Das passiert."

Vielleicht ist es ein weiteres Möbelstück aus diesem Raum, das mich in besonderem Maß zu meiner Turnerkarriere inspiriert hat. Quer im Schlafzimmer meiner Eltern standen die Kleiderschränke. Die waren, ich erinnere mich genau, von Flötotto, schön in der Form und sehr stabil in der Verarbeitung. Die Schränke reichten nicht ganz bis zur Decke. Wir Kinder konnten obendrauf noch sitzen. Die Erwachsenen konnten aber nicht rauf, was diesen Ort bald zu unserem Lieblingsplatz machte. Noch heute erzählen mir alte Freunde aus Kinderzeiten, wie viel Spaß sie damals bei uns zu Hause mit Bett und Schränken hatten.

Natürlich blieben Saltos beim Sprung vom Schrank aufs Bett nicht aus. Von da an gab es kein Halten mehr, das Elternschlafzimmer wurde zur Turnhalle, der Schrank zum Turngerät.

Frühstück um zwei

Ich lebe seit meinem dritten Lebensjahr in dieser wunderschönen Gegend und habe mich trotzdem meist „zugezogen" gefühlt. Vielleicht liegt das mit daran, dass ich es nie geschafft habe, den hiesigen Dialekt zu adaptieren, oder dass die Menschen aus der alemannischen Ecke zunächst etwas zurückhaltend sind. Und dennoch sind meine Familie und ich integriert. Die Folgen waren schon vor 20 Jahren dieselben wie heute: „Da hieß es: Die Kochs sind ein bisschen komisch – fromm, aber komisch!"

Mein Papa erzählt: „Ich habe oft bei der Arbeit eine längere Mittagspause gemacht, und Marion ist dann mit den Kindern und einem Picknickkorb voll Essen nach Basel gekommen. Dann haben wir gemeinsam am Rheinufer gegessen." Durch solche und ähnliche Aktionen haben wir uns im Alltag dem langsamen Landleben etwas entzogen. Schon mit 10 Jahren setzten mich meine Eltern in einen Zug und ließen mich allein quer durch Deutschland reisen, um einen Freund zu besuchen, den ich im Urlaub kennengelernt habe.

Von meinen Eltern habe ich gelernt, individuell zu leben und zu denken, nicht einfach unkritisch irgendwelchen Dogmen zu folgen, nur weil es sie gibt. Bei uns galt zum Beispiel der schlichte Grundsatz: Wenn man am Sonntag aufsteht, hat man Lust auf Frühstück. Und das kann auch mal nachmittags der Fall sein. Oft gab es bei uns also sonntags erst um 14:00 Uhr Frühstück.

Als Schüler sah mein Tag meist so aus: Morgens Schule, nachmittags jobben, dann Training bis etwa 23:00 Uhr, danach vielleicht noch was mit Freunden unternehmen, leider erst irgendwann nach Mitternacht dann das ganze bürokratische Schulzeug erledigen und endlich ins Bett.

Sonntags war immer unser Familientag – Zeit, um miteinander zu reden, etwas zusammen zu unternehmen und viel zu spielen. Der gemeinsame Gottesdienstbesuch gehörte auch dazu, auch wenn ich nicht immer mit großer Begeisterung hingegangen bin.

Wenn ich an meine Kindheit und Jugend zurückdenke, fallen mir eine Reihe von Begriffen ein: Unbeschwert. Behütet. Jubel, Trubel, Heiterkeit.

Der Weg zum Leistungsturner

Die prägendsten Jahre meiner Entwicklung zum Turner begannen ab dem fünften Lebensjahr. Schon in dieser Zeit war Sport ein wichtiger Bestandteil meines Lebens. Bewegung in allen Lebenslagen machte mir einfach Spaß, das war schon früh klar. Meine Eltern brachten mich zum Kinderturnen, zunächst einmal die Woche, schließlich zum regelrechten Turntraining zwei-, dreimal in der Woche. Weil sich ihr Sohn als talentiert entpuppte, baten die Trainer meine Eltern, mich ins feste Training einer Leistungsgruppe zu schicken.

Das war übrigens der Anfang einer ungewöhnlichen Chauffeurkarriere vor allem für Mama. Denn später war es nicht nur ich, der zum Training kutschiert werden musste; hinzu kamen auch meine Schwestern Elisabeth und Rebecca, und sieben Jahre nach mir folgte noch mein Bruder Jonathan. Und wir alle turnten. Mussten ins Training, zu Wettkämpfen, zum Unterricht. Mama fuhr für uns in diesen Zeiten um die 100 Kilometer pro Tag. Es gibt wohl kaum jemanden in Efringen-Kirchen, der so viele Kurven kratzte wie sie. Das führte sie zu einer eher zweifelhaften Berühmtheit in unserem Dorf. Klassenkameraden erzählten mir, dass der Fahrlehrer in der Fahrschule sie vor dem grünen Lupo warnte, in dem Frau Koch unterwegs war.

Bei einem Stuntkurs für Kinder entdeckte ich weitere Möglichkeiten, die beim Turnen erlernten Fähigkeiten weiter anzuwenden. Risiko-Darsteller – das waren für mich immer die wahren Helden des Films gewesen!

„Deshalb gab es zum zwölften Geburtstag für Samuel einen Schnupperkurs in der damals einzigen Stunt- und Schauspielschule für Kinder in Düsseldorf – und den hat er auch besucht", sagt mein Papa. Hier konnte ich meine Neugier stillen, wie Schauspieler sterben, ohne zu sterben.

„Samuel hat dort noch einmal richtig gelernt, was er ohnehin schon gemacht hat", sagt meine Mama.

Was haben wir in dieser Stuntschule nicht alles gemacht: Prügelszenen echt aussehen lassen, Höhenstürze vollführen, Treppen runterfallen, sich gefahrlos, aber effektvoll selbst entzünden. Außerdem habe ich da gelernt, wie man sich gekonnt von einem Auto anfahren lässt.

Da ich durch die Turnerei meinen Körper einigermaßen beherrscht habe, wurde ich direkt zu meinem ersten Fernsehauftritt in Hamburg eingeladen. Das Thema lautete: „Kinder, die etwas Besonderes machen". Dabei durfte ich, wie wenige Tage zuvor gelernt, eine Treppe runterdonnern.

Zurück in Düsseldorf mussten wir auch am Schauspielunterricht teilnehmen. Doch das, was wir da machen mussten, schien mir ziemlich merkwürdig. Wir sollten zu irgendeiner Schnulzenmusik – ich glaube, aus dem Film „Titanic" – ein wildfremdes Mädchen anschauen, im Kreis laufen und Gefühle darstellen, die uns ein Regisseur zurief.

Ab diesem Zeitpunkt stand für mich fest, dass ich niemals Schauspieler werden wollte. Als kleiner naiver Bengel fand ich es spannender, mich anzünden zu lassen, mich anständig zu prügeln oder von Dächern in Kartonberge zu springen.

Turnkrise

Als ich 13 war, sagten verschiedene Trainer zu mir: „Jetzt ist die letzte Chance für ein Turn- oder Sportinternat!"

Das war mir damals so nicht bewusst gewesen. Ich dachte, ich könnte erst einmal das Abitur machen und mich danach dem Turnen widmen. Ein Trugschluss: Denn laut den Erkenntnissen der Sportwissenschaft erreichen männliche Turner ihren Leistungszenit schon mit 21 Jahren.

Unter Turnern wird häufig geflachst: „Wenn Turnen leicht wäre, würde es Fußball heißen", oder: „Fußball spielen Turner nur zum Aufwärmen." Darin schwingt, ehrlich gesagt, auch ein bisschen Neid darüber mit, was die Anerkennung der unterschiedlichen Sportarten angeht. Als Turner sollte man kompromisslos jeden Tag trainieren, 20 oder 30 Stunden die Woche, wenn man es in die erste Bundesliga schaffen will. Und verdienen tut man in Deutschland trotzdem nichts. Im Gegensatz dazu kann man als Kicker in der Regionalliga schon gut von seinem Sport leben. Das Fazit lautet also: Beim Fußball kannst du mit 18 Millionär werden. Beim Turnen nie.

Nach verschiedenen Verletzungen folgte ich den Vernunftargumenten meiner Eltern und beschränkte mich darauf, lediglich fünfmal die Woche 2 bis 3 Stunden zu trainieren. Damit schaffte ich es später gerade so in die zweite Bundesliga. Der angenehme Nebeneffekt war, dass ich dadurch mehr Zeit hatte. Es gab ja neben dem Turnen auch noch weitere Hobbys, die Schule, meinen Nebenjob, die Familie, den Kindergottesdienst, Freundin und Partys.

Das alles erklärt, warum das Turnen in meiner Vorstellungswelt ab meinem 16. Lebensjahr leider kein ernsthafter Berufswunsch mehr war, sondern lediglich eine große Leidenschaft. Die ist es aber auch geblieben. Mich hat beim Turnen immer fasziniert, dass dabei die Gesetze der Schwerkraft scheinbar außer Kraft gesetzt werden. Dazu braucht man eine athletische Mischung aus Dynamik, Statik, Kraft und Koordination. Bei Wettkämpfen zeigen Turner an Geräten wie Barren oder Reck mittlerweile Übungen, bei denen der Sportler möglichst viel in der Luft unterwegs ist und sein Turngerät vornehmlich als Absprunghilfe für Flugteile nutzt. Es geht also beim Turnen auch um Grenzen und Grenzerfahrungen.

Wenn man Grenzen nicht überschreitet, entwickelt man sich nicht weiter. Das gilt wahrscheinlich fürs Turnen ebenso wie für andere Lebensbereiche. Wer mit beiden Beinen auf dem Boden steht, kommt nicht voran. Wenn alle nichts anderes machen würden als nur Gesetze einhalten, dann wären wir heute weder als Individuen noch als Gesellschaft da, wo wir sind. Genau wie beim Turnen.

Die andere Seite der Medaille war mir aber auch klar: Grenzen zu überschreiten heißt auch immer Risiken einzugehen. Das tat ich oft und das wurde mir zu Recht von manchen Freunden vorgehalten. Aber gerade beim Sport sind Spaß und Gefahr nun mal untrennbar miteinander verbunden, wie ich früh kapierte.

Zum Beispiel, als ich mich mit drei Freunden dazu verabredet habe, nach Lörrach zu fahren und ein bisschen durch die Stadtlandschaft zu skaten: Treppen runterhüpfen, auf Geländern rumrutschen. Einmal stürzte ein Freund dabei böse auf den Hinterkopf. Wir brachten ihn in die Klinik, die Wunde musste genäht werden. Am gleichen Abend fuhren wir wieder zusammen zum Feiern. So ein paar Stiche am Hinterkopf konnten uns nicht schrecken!

Spannung, Spiel und Spaß

Beachvolleyball, Rollertouren, Schwimmen im Baggersee, Saltos vom Fünf-Meter-Turm im Schwimmbad, Snowboardfahren in der nahen Schweiz – alles das gehörte für mich zu meinem sportlichen Leben dazu. Die Risiken kann man nicht verleugnen. Das wäre fahrlässig. Auch wenn man skifahren oder reiten geht, könnte etwas passieren. Wie heißt es doch so schön: Das Leben ist riskant und endet meistens tödlich!

Es gibt aber durchaus Mittel und Wege, um die Risiken möglichst gering zu halten. Neue Elemente beim Turnen lernt man zum Beispiel Stück für Stück. Erst arbeitet man mit Trampolin, Longe, Hilfestellung und weich gepolsterten Matten. Später werden Matten und Hilfsmittel nach und nach reduziert, der Trainer zieht sich immer weiter zurück, bis der Turner sein Trainingselement fast im Schlaf beherrscht. Und dann denkt man gar nicht mehr darüber nach, dass verschiedene Turnteile auch lebensgefährlich sein könnten. So wie einem im Auto auf dem Weg zum

Bäcker auch nicht immer voll bewusst ist, dass man gerade in einem potenziell lebensgefährlichen Objekt sitzt.

Nur wenige Menschen wissen, dass es beim Turnen Übungen gibt, die tatsächlich ganz schnell den Tod bedeuten können. Man braucht nur beim Salto mit der Hand vom Knie abzurutschen, schon ist die Rotation gestört, man landet auf dem Kopf, und wenn man Pech hat, ist das Genick gebrochen. Es gibt im Turnsport andere Elemente, die verboten wurden, weil sich zu viele Leute dabei verletzt haben.

Als Turner muss man auch Mut haben, sonst bringt man es nicht weit. Man muss seinem Körper bedingungslos vertrauen. Die Risiken sind einem zwar bewusst, aber man denkt nicht ständig darüber nach. Eher fragt man sich vielleicht: *Klappt das auch alles? Turne ich diese Übung durch?* Nur solange man sich die Sache auch zutraut, bleibt man sicher. Je älter man wird und je mehr schmerzhafte Erfahrungen man macht, desto stärker wird einem bewusst, was alles schiefgehen kann.

Respekt hatte ich beim Turnen immer, aber nie Angst. Auch nicht bei den anderen Blödeleien, die ich so gemacht habe. Wirkliche Angst hatte ich eher davor, dass jemand anderem etwas passiert oder dass ich irgendwann vielleicht mal einen Arm oder ein Bein verlieren würde. Da konnte ich noch nicht ahnen, dass es viermal schlimmer kommen würde …

Standbeine

Der Zusammenhalt unserer Familie ist ein wichtiger Teil meines Lebens, der mir auch jetzt sehr weiterhilft. Der zweite sind meine Freunde, die mir schon immer sehr wichtig waren und es heute umso mehr sind. Und ein weiterer, auf einer ganz anderen Ebene, ist mein Glauben.

Wie entsteht so etwas wie Glauben? Meine Eltern sind beide Christen. Aber sie haben uns den Glauben nie aufgedrängt. Stattdessen hatten sie für mich und meine Geschwister immer ein offenes Ohr, regten Diskussionen zu wichtigen Themen an, wir beteten zusammen und besuchten den Gottesdienst. Dabei blieben sie aber immer unaufdringlich. Das zeigt sich zum Beispiel auch daran, dass sie uns nicht als Kinder taufen ließen. Wir sollten später selbst die Entscheidung treffen dürfen, ob wir das möchten oder nicht.

„Es hat keinen Zweck, jemanden vom Glauben überzeugen zu wollen", sagt mein Vater auch heute noch. „Wenn Gott es will, findet der Mensch zu ihm."

Als Kind habe ich also sozusagen erst mal mit meinen Eltern „mitgeglaubt". Ich mochte die Geschichten von den Helden aus der Bibel wie David, Daniel oder Simson. Auch das, was ich über Gott so mitbekam, gefiel mir. Die lange Leine meiner Eltern in Glaubensfragen ließ mir den nötigen Spielraum, um mir meinen eigenen Weg zu suchen. Ich bin sehr froh darüber, dass sie uns an ihren Gedanken teilhaben ließen, zum Selberdenken anregten und auch belehrten, aber nicht bekehrten.

Der Philosoph im Hochbett

Als Kleinkind hatte ich ein traumatisches Erlebnis: Wir waren auf einer Hochzeit eingeladen gewesen, und meine Eltern hatten uns Kinder abends bei Freunden schlafen gelegt und waren dann noch mal zur Feier gegangen. In der Nacht wachten meine Schwestern Elisabeth und Rebecca, Letztere damals noch ein Säugling, auf und weinten nach der Mama. In dem großen fremden Haus konnte ich die Babysitter nicht finden und machte mich mitten in der Nacht auf, um im Dorf meine Eltern zu suchen. Ich irrte allein, barfuß und frierend in der Dunkelheit herum und wurde immer verzweifelter. Es dauerte scheinbar endlos lange, bis mich schließlich die Polizei fand und mit Blaulicht zu meinen Eltern brachte. Seitdem habe ich unter Albträumen gelitten, bin oft schlafgewandelt und hatte generell eine tief sitzende Angst vor dem Alleinsein und der Dunkelheit.

Wenn ich dann allein im Bett lag, habe ich mir oft vorgestellt, was eigentlich hinter unserem Horizont, hinter unserem Verstehen liegt. Wenn ich als Kind abends in den Himmel schaute und das Funkeln der Sterne sah, überkam mich die Sehnsucht zu wissen: Wo kommt das her? Wie weit ist das entfernt? Als mir mein Papa dann erklärte, dass wir manches Licht sehen, dessen Absender inzwischen schon längst erloschen ist, weil das Licht so lange auf dem Weg gewesen war, irritierte mich das sehr.

„Du hast öfter mit mir über die Unendlichkeit geredet", erinnert sich mein Vater. „Du konntest nie genug Antworten darüber kriegen, was das denn nun wirklich bedeutet: Unendlichkeit!"

Das Konzept der Unendlichkeit war so unfassbar – und deshalb fesselte es mich total. Irgendwann muss doch mal Schluss sein! Und was kommt dann?

Solche und ähnliche Fragen quälten mich sehr. Damals lag ich oft nächtelang wach in meinem Hochbett und sinnierte über die Fragen, die ich an Gott und die Welt hatte: Wenn es die Unendlichkeit gibt, was mache ich dann so lange? Was passiert genau, wenn ein Mensch stirbt?

In mir wuchs eine kaum fassbare Angst, die um die Frage kreiste, woher wir kommen und wohin wir gehen. Wenn ich jetzt einschlief und nicht mehr aufwachte, was würde dann passieren?

Diese Gedankenflut entwickelte sich zu einer richtigen Krise. Ich hatte Angst davor, alleine zu sein und immer weiter über diese Dinge nachzudenken.

Ein Gebet mit Folgen

Irgendwann wurden meine Nächte unerträglich, meine Gedankenspiralen absurd. Und dann passierte etwas Überraschendes.

Meine ganzen Überlegungen, meine Ängste und Fragen verwandelten sich in einen fast wütenden Appell. Als ich eines späten Abends wieder mal in meinem Bett lag und die Panik vor dem Einschlafen aufstieg, forderte ich zornig: „Gott, wenn es dich gibt, dann will ich mir keine Gedanken mehr machen müssen! Mir stinkt das! Ich will wieder schlafen können. Mach, dass Schluss ist mit meiner Angst vor meinen Träumen und vor dem Sterben!"

Seit diesem Abend habe ich nie wieder Albträume gehabt. Auch die teilweise gefährliche Schlafwandelei war schlagartig vorbei.

Dieses Erlebnis war für mich einschneidend. Mir wurde klar: Gott schien nicht nur eine Geschichte aus dem Bibelbilderbuch zu sein, und offensichtlich hatte er wirklich Interesse an mir und meinen Sorgen! Plötzlich war er keine philosophische Frage mehr, weit entfernt von meinem Lebensalltag.

Ich suchte die Unterstützung meines Patenonkels, einem nüchternen, sachlich denkenden Elektroingenieur. Zusammen mit ihm forschte ich in der Bibel und diskutierte mit ihm über meine Fragen. Das hat mir zusätzlich geholfen, meinen persönlichen Zugang zu Gott zu finden. Mein Patenonkel ist heute noch ein Vertrauter für mich.

Langsam wuchs in mir eine wirkliche Beziehung zu Gott. Bald darauf traf ich die Entscheidung, mich taufen zu lassen.

Ich kam ins Gymnasium und wurde gleich Klassensprecher. Ich habe mehr zur Spaßabteilung gehört, zu denen, die viel feierten und viel Sport machten. In der Abizeitung gibt es bezeichnende Eintragungen zu mir: „Mister Zuspätkommer", „Sportskanone" und „Klassenclown".

Das sagt ein bisschen was über meine Rolle in der Klasse, in der Schule, bei meinen Freunden. Ich war nie ein Überflieger, aber ich habe ehrlich gesagt auch nie richtig gelernt.

„Du bist ein echtes Sozial-Tierchen", sagt meine Schwester Elisabeth über mich. Das stimmt. Soziale Kontakte waren mir meist wichtiger als Noten.

Mit der Taufe hatte ich für mich innerlich ein klares Signal gesetzt. Aber in der Kirchengemeinde gab es kaum Gleichaltrige und schon gar keine Gleichgesinnten. Ich las zwar weiterhin in der Bibel und betete. Jedoch führten meine vielen anderen Interessen und Hobbys dazu, dass die Sache mit dem Glauben nach und nach immer weiter in den Hintergrund geriet.

3. Wilde Zeiten

Mit 17 hatte ich die lauen Lüftchen meiner nicht besonders ausgeprägten Pubertät hinter mir und nach wie vor jede Menge Lust aufs Leben und Spaß an der Bewegung: Turnen, Laufen, Trampolin- und Turmspringen, Reiten, Mannschafts- und Ballsportarten, Schwimmen, Skifahren, Snowboardfahren, Inlineskaten, Bungee, Fallschirm, Wakeboard – all das waren für mich lebenserhaltende Maßnahmen.

Egal, was mir vor die Nase kam, ich wollte wissen, wie das funktioniert. Attraktive Sportarten wollte ich zumindest mal ausprobieren.

„Samuel war immer ein Bewegungsmensch", sagt meine Mutter. „Der Junge ist immer auf Achse gewesen, sobald er auf eigenen Füßen stand! Eigentlich waren Saltos seine natürliche Fortbewegungsart."

Meistens, jedoch nicht immer, folgte ich dem Motto: „Erst der Spaß, dann das Vergnügen." Ich startete für verschiedene Turnvereine und Wettkampfgemeinschaften in meiner Region. Dazu gehörte auch ein französischer Verein auf der anderen Seite des Rheins. Ob Boden, Pauschenpferd, Ringe, Sprung, Barren oder Reck – im Sechskampf konnte ich mich sportlich und geistig austoben.

Meine Routine wuchs mit den Jahren. Dies ließ mich später auch turnwettkampffremden Auftritten oder Vorsprechen entspannter entgegentreten.

Einer meiner Trainer, Klaus Seitzl, erlitt einmal eine leichte Speicheldysregulation, als mein Verein zu einem Turnier in Iffezheim bei Baden-Baden aufschlagen musste. Es ging um den Klassenerhalt für unsere Mannschaft. Deshalb reiste ich zu diesem

Turnier extra aus Hamburg an. Die Jungs brauchten mich und ich wollte sie nicht hängen lassen. Ausgerechnet an diesem Tag blieb ich in einem Stau auf der A7 stecken. Ich schwitzte Blut und Wasser: *Hoffentlich komme ich aus diesem Stau rechtzeitig raus! Hoffentlich schaffe ich es noch rechtzeitig in die Wettkampfhalle!* So gut es ging, versuchte ich mich bereits im Auto aufzuwärmen, indem ich die Heizung voll aufdrehte und Dehnübungen machte.

Es war knapp. Als ich die Halle erreichte, lief der Wettkampf schon. Zum obligatorischen Einturnen fehlte die Zeit. Raus aus den Straßenklamotten, rein ins Tütü. Nur notdürftig konnte ich die vom langen Sitzen im Autobahn-Stau eingerosteten Muskeln ein bisschen mobilisieren. Nur vier Minuten bis zum ersten Auftritt am Boden. Und wir lagen doch schon hinten!

Mein Trainer Klaus Seitzl erinnert sich: „Obwohl Samuel sich nicht mehr einturnen konnte, schaffte er am Boden die Höchstnote und war unser Matchwinner! Er hat an seinen fünf Geräten konzentriert und fast fehlerfrei geturnt – so etwas habe ich noch nie erlebt!"

Ich selbst kann gar nicht mehr sagen, wie dieser Wettkampf ablief. Ich weiß nur, dass wir trotz eines Rückstands vor dem letzten Gerät am Ende noch mit einem hauchdünnen Vorsprung gewannen und dass Selim, ein Freund aus der gegnerischen Mannschaft, sich das Kreuzband riss.

Ich war sehr ehrgeizig, habe aber versucht, mich nicht zu sehr zu verbeißen. In einem Koblenzer Trainingslager hatte ein Trainer uns einmal ermahnt, immer daran zu denken, dass wir Kunstturner bleiben sollten – dass Blut und Schweiß zwar dazugehören, aber eben auch die Kunst, die Freude und die Leidenschaft für den Turnsport erhalten bleiben muss. Das habe ich mir gemerkt und zu beherzigen versucht.

Oft ging ich abends gegen 20:00 Uhr in die Turnhalle und verausgabte mich noch mal richtig – nicht nur, um immer besser und besser zu werden, sondern weil es mir einfach Spaß machte. Die meisten Sportler kennen das. Diese Freude daran, den Körper wieder mal bis an die Grenze ausgereizt zu haben. So weit zu gehen, dass es ein bisschen wehtut. Und dann noch ein wenig darüber hinaus.

Abi ohne Lernen

Meine Freunde, Schulkameraden und Sportkumpels waren wichtig für mich. Wie wichtig sie noch werden sollten, konnte ich damals noch nicht ahnen. Aber Freundschaften spielten immer schon eine große Rolle in meinem Leben. Meine Schwester Elisabeth behauptet, ich hätte eine Begabung dafür: „Samuel ist jemand, der Menschen anzieht und fasziniert", sagt sie. „Er vermittelt anderen das Gefühl: ‚Hey, das ist interessant, was du da erzählst! Erzähl mehr.'"

Ich habe jedenfalls wirklich Freude daran, mit Menschen ins Gespräch zu kommen, und bin neugierig herauszufinden: Was denken, was fühlen sie? Ich finde Menschen, ihre Erlebnisse, ihre Überzeugungen, ihre Geschichte spannend.

Meine Schwester Rebecca sagt: „Samuel sucht das Echte. Mit Firlefanz kann er nichts anfangen. So wie er im Turnen an die Grenzen ging, immer das Machbare versucht hat, so geht er auch bei den Menschen an ihre Grenzen. Er will wissen, wie sie wirklich sind. Er ist ehrlich, bis es wehtut. Vor allem für die Leute, die nicht echt sind. Denn Samuel ist gnadenlos. Er versucht, sich und anderen nichts vorzumachen. Das kann anstrengend sein, auch als Schwester, aber bei Samuel tut es gut. Solche Menschen wie ihn trifft man nur selten."

Da allerdings habe ich meine Zweifel. Dazu stand bei mir vielleicht der Spaß zu oft im Vordergrund und ich hatte leichte Probleme mit meiner Prioritätensetzung.

Mein bester Freund Chris sagt. „Sam konnte sich immer schon schlecht entscheiden. In dem Bemühen, es allen recht zu machen, hat er es dann letztlich niemandem recht gemacht. Bei gemeinsamen Unternehmungen hat sich die Entscheidungsfindung des Öfteren so lange hingezogen, dass wir zum Beispiel mal wieder den Zug verpassten."

Ich habe auch öfter mal Leute im Stich gelassen und damit gehörig genervt. Andererseits konnte ich auch schlecht Nein sagen und habe mich dadurch dann verzettelt. In Deutscharbeiten habe ich meist so lange das bereits Geschriebene wieder verworfen und neu formuliert, dass mir schließlich nicht genug Zeit blieb und ich eine schlechte Note einfuhr, weil ich nicht fertig geworden war.

Ich frage daher nach: „Warum bitte sollen Gespräche mit mir guttun?"

Rebecca sagt: „Weil du nie jemandem wehtust. Du verletzt nicht. Du belehrst nicht. Du machst die Menschen im Gespräch nur auf das aufmerksam, was deiner Meinung nach mit ihnen los ist!"

„Man kann ihm einfach nie böse sein!", schrieb eine Freundin in der Abi-Zeitung über mich. Auch kann ich nicht verleugnen, dass die Beobachtungen meiner Klassenkameraden über meinen Arbeitsstil gewisse Züge der Wahrheit enthalten: „Er macht alles auf den letzten Drücker, aber ist trotzdem immer erfolgreich!", meinten in derselben Zeitung Linda, Lisa und Franzi. Oder: „Samuel ist das Versuchsobjekt eines gewagten Experiments: Abi ohne Lernen!", wie Kollege Dominik festhielt.

Zitiert wurde auch mein Spruch: „Wer zu früh kommt, ist auch unpünktlich!" In Musik hatte ich so meine Probleme: Dominik erinnert sich noch schmerzlich daran, dass er gemeinsam mit mir vom Weihnachtskonzert ausgeschlossen wurde, weil ich angeblich nicht singen konnte! Was mir wiederum von einem anderen Schulkameraden das zweifelhafte Lob eintrug: „Samuel bekommt in Musik Niedlichkeitspunkte …"

Franzi behauptete, ich sei „einer der höflichsten Menschen mit coolem Klamotten-Style", sagte aber auch, dass ich oft „lange um den heißen Brei herumreden" würde.

Ja, das habe ich schon öfters gehört. Aber freuen tat es mich doch, wenn ich von Mitschülern las: „Wenn er mal einen Tag nicht da ist, ist's voll langweilig!"

Süchtig nach Leben

Je länger ich über die Schulzeit nachdenke, desto deutlicher wird mir, wie schön ich es hatte. Ich durfte ausprobieren, genießen, *leben*, wie es wohl vielen Menschen nicht vergönnt ist. Vor vielen zwielichtigen pubertären Experimenten blieb ich größtenteils verschont. Mein Leben war Abenteuer genug, und ich hatte den Sport, der vielleicht eine Art Ersatzdroge für mich war. Und besonders meinem Papa war es wichtig, uns Kindern so viel Selbstwertgefühl zu vermitteln, dass wir es nicht nötig hatten, irgendwelchen Gruppenzwängen zu folgen.

Ich habe sehr gern mit Freunden gefeiert, aber Drogen waren für mich nie ein Thema. Meine erste Zigarette habe ich mit meiner Mutter geraucht.

„Wir haben uns schon immer gedacht: Ehe die Kinder heimlich etwas machen, sollen sie es lieber unter unserer Aufsicht tun", erinnert sich meine Mutter. „Also habe ich mir Samuel geschnappt, als er dreizehn war, eine Packung Zigaretten in die Hand genommen, ihm eine angeboten, auch mir selber eine angezündet, und dann gesagt: ‚Ich möchte nicht, dass du dich durch Husten blamierst, wenn du mit deinen Kumpels heimlich paffst!'"

Seitdem bin ich Nichtraucher.

Trotzdem: Meine Eltern haben in dieser Zeit einiges mit mir mitgemacht. Ohne Krach ging es bei uns nicht ab. Wenn ich mich zu weit aus dem Fenster gelehnt hatte, gab es Reibereien. „Samuel hat eine ziemlich anstrengende Phase der Ablösung von mir gehabt!", drückt sich meine Mutter noch freundlich aus. „Da hat man seine Lust am Erproben der Grenzen deutlich gespürt!"

Mein Papa erinnert sich an eine Gelegenheit, bei der ich einmal aus lauter Bequemlichkeit mit der Wahrheit deutlich großzügiger umgegangen bin, als es angebracht gewesen wäre: „Ich habe Samuel damals gesagt, dass er die Wahrheit sagen soll oder nichts", erzählt mein Vater noch heute. „Und ich glaube, das hat ihm zu denken gegeben. Seit diesem Tag konnten wir sicher sein, dass wir uns gegenseitig nicht anlügen!"

Vieles von dem, was ich damals getrieben habe, haben meine Eltern praktischerweise allerdings gar nicht so richtig mitbekommen – oder erst dann, wenn schon alles gelaufen war (oder wenn Chris gepetzt hat).

Mit 16 kaufte ich mir einen Roller. Mit dem konnte ich endlich meine vielfahrende Mutter, die uns Kinder in alle Himmelsrichtungen zum Training, zum Musikunterricht und zu Tanzstunden kutschieren musste, ein wenig entlasten. Dachte ich. Und irgendwann sollte mein Bruder den Roller dann einmal erben. Dazu kam es aber leider nie.

„Zwei Motorroller und drei Autos hat Samuel geschrottet", erinnert sich Mama. Gab es deswegen Ärger? „Nur bedingt – wir waren ja froh, dass dem Jungen nichts Schlimmes passiert war!"

Vielleicht habe ich damit sogar unabsichtlich Menschen an das Gebet herangeführt, wie mir eine Klassenkameradin bescheinigt: „Samuel ist einfach ein toller Chaot!", sagte Catrin über meinen Fahrstil. „Wenn er mich mit seinem Auto mitgenommen hat und ich heil zu Hause angekommen war, dann wusste ich jedes Mal: Es gibt sie wirklich, die Schutzengel!"

Manchmal frage ich mich, wie dick das Fell meiner Eltern zu dieser Zeit gewesen sein muss, dass sie noch ruhig schlafen konnten. „Wir konnten gar nicht ruhig schlafen!", wirft hier meine Mutter ein. „Samuel suchte von Anfang an das Risiko. Ich war wohl so dominant, da hat er sich anfangs nicht getraut, sich gegen mich aufzulehnen. Das kam erst später. Und Samuel tat es gründlich – mit seiner grenzenlosen Risikobereitschaft, die mich stets in Angst und Schrecken versetzte!"

Gefährliche Begegnung

Auch andere Gefahrensituationen blieben nicht aus. Ich war mal mit zwei Freunden nach einem Skate-Ausflug – der schon erwähnte, bei dem sich mein Freund Alex am Kopf verletzt hatte – abends noch unterwegs. Im Zug kam es zu einer Pöbelei. Alex, der eine frisch genähte Wunde am Hinterkopf hatte, wurde plötzlich von einer Gruppe junger Leute „mit Migrationshintergrund" angemacht.

Ich mischte mich freundlich ein: „Kommt, lasst ihn in Frieden. Er musste heute schon am Hinterkopf genäht werden und braucht nicht noch ein Problem." Mein Schlichtungsversuch nützte nichts. Ehe ich den Satz überhaupt zu Ende bringen konnte, spürte ich die Wucht einer Faust im Gesicht. Zwei meiner Schneidezähne bohrten sich durch meine Unterlippe. Aber ich hielt mich zurück und zog meinen Freund mit mir. „Komm, wir gehen!" Mit einem Taschentuch, das ich mir auf den Mund presste, stillte ich die Blutung. Doch damit war die Sache leider nicht erledigt.

An der Station, an der wir ausstiegen, pöbelten die Typen uns noch weiter an. Dann ging alles ganz schnell: Ich bekam plötzlich einen Schlag in den Nacken, und von vorne kamen noch weitere Angreifer auf mich zu. Später stellte sich heraus, dass sie zu acht auf mich eingeprügelt hatten.

Ich verteidigte mich, schlug zwei von ihnen zu Boden und lief davon. Die Polizei betrachtete meine Handlungsweise als Notwehr. Dennoch befürchteten die Beamten im Nachgespräch Racheakte von der ihnen schon bekannten Gruppe und gaben mir den Rat, in den nächsten Monaten größere Veranstaltungen zu meiden und spätabends nicht mehr mit der Bahn zu fahren.

Die Sache hat sich rumgesprochen: „Der Samuel Koch hat den XY umgehauen" – das hat mir neben einigem Ärger auch Respekt verschafft.

„Wenn ich auf die Zeit damals zurückblicke, war er ein ziemlich facettenreicher Freund", sagt Chris. „Der wohlerzogene, höfliche Samuel steht da neben dem zeitlich herausgeforderten Chaoten, dem feinfühligen Zuhörer, dem risikofreudigen Multisportler und dem Bildungstalent, das es schafft, mit minimalem Arbeitsaufwand maximale Zeugnisrendite zu erlösen. Ein bunter Typ. Irgendwie durch nichts zu bremsen."

4. Raus in die Welt

Im Frühjahr 2008 feierten meine Schulkameraden und ich unser Abitur. Die Schule lag hinter uns. Die Türen standen offen. Ich quälte mich mit der Entscheidung herum, was ich nun machen wollte, denn ich konnte mich für so vieles begeistern.

Da war erstens natürlich der Sport. Das Turnen vor allem, auch wenn das als Berufswunsch aus den genannten Gründen ausschied. Da war aber noch die damit verbundene Chance, mich zum Artisten weiterzubilden. Die Talentscouts vom *Cirque du Soleil* schauten sich gern bei Turnwettkämpfen in Frankreich um. Des Öfteren überlegte ich mir, mich bei ihnen vorzustellen. *Artistik wäre schon toll. Aber ist es was für ein ganzes Leben? Was mache ich mit 40, wenn die Knochen knacken und nicht mehr so können, wie ich will?*

Eine weitere Möglichkeit war, meine Erfahrungen als Risikodarsteller beim Film oder Fernsehen zu nutzen.

Ich hatte schon seit längerer Zeit Kontakt zu der Eventagentur von Jochen Schweitzer, der mir anbot, seinen Kunden beim Nervenkitzeln zu helfen. Das Angebot ehrte mich.

Dann stand ein Stipendium der *State University of Illinois* in Sacramento ins Haus. Der Direktor der Schule, den ich bei einem Turnfest kennengelernt hatte, bot mir an, dort zu studieren. Auch eine schöne Sache. Doch das wäre ein Lehramtsstudium gewesen, mit dem ich in Deutschland nichts hätte anfangen können.

Nach einem Praktikum im Ernst-Mach-Institut für Kurzzeitdynamik spielte ich noch lange mit dem Gedanken, Physik zu studieren, um beruflich abgesichert in der Forschung zu arbeiten.

Ich hatte auch eine pädagogische Ader. Schon in der Schule hatten mir oft Klassenkameraden gesagt: „Du kannst das besser erklären als der Lehrer, bitte mach doch mal!" Warum also nicht Lehrer werden, mit Menschen arbeiten und ihnen etwas beibringen? Den Kindergottesdienst hatte ich schon als Junge zusammen mit meinen Eltern gestaltet, Jugendgruppen in der Gemeindearbeit und beim Sport geleitet. Das hatte mir immer viel Spaß gemacht. Aber ich dachte, so etwas Vernünftiges wie Lehrer kann ich später immer noch werden.

Bitter war meine Erfahrung bei der Aufnahmeprüfung an der Deutschen Sporthochschule Köln. Beim Bodenturnen vergaß ich einen Strecksprung und konnte wieder einpacken. Und das ausgerechnet mir!

Zwar wäre ich nach meinem Praktikum in einer Behindertenwerkstatt sehr gerne als Zivi in diese Einrichtung zurückgegangen. Aber da war auf der anderen Seite immer noch ein Wunsch, den ich ja als Turner schon seit meiner Kindheit auslebte – die Schwerkraft hinter mir lassen. Fliegen.

Was war mit der Bundeswehr?

Eine ganz andere Richtung

Ich sagte mir: Wenn Bundeswehr, dann nur mit Studium und als Pilot im Cockpit eines strahlgetriebenen Flugzeuges.

Damals war die Bundeswehr schon in Afghanistan engagiert. Ich wusste, wenn ich die Offizierslaufbahn einschlage, schließt das auch Auslandseinsätze ein.

Mein Vater erinnert sich an die Gespräche, die wir zu diesem Thema geführt haben: „Ich war selbst Zeitsoldat. Für mich stand damals die ethische Vertretbarkeit des Wehrdienstes nie infrage – auch mit einer christlichen Einstellung. Das ist unser Beitrag für den Staat. Samuels eigene Haltung kristallisierte sich in unseren Diskussionen heraus. Das Grundprinzip des Auslandseinsatzes fand seine Zustimmung. Er wollte Menschen helfen, die unter Gewalt und Unterdrückung leiden müssen!"

Alles, was ich zum Beispiel über Afghanistan las, hörte oder anschaute, zeigte mir das Ausmaß von Gewalt, Ungerechtigkeit und Fanatismus, mit dem die Menschenrechte dort mit Füßen getreten wurden. Zwar ist der zivile Einsatz wichtig und gut und die Voraussetzung dafür, dass eine Gesellschaft sich ins 21. Jahrhundert entwickeln kann. Aber Lehrer, Schüler und Eltern müssen sicher sein können, dass sie nicht samt ihrem Schulgebäude in die Luft gejagt werden, nur weil ein paar Wirrköpfe jede Art von Bildung und den Aufbau von demokratischen Verwaltungen oder Dorfhospitälern für verwerflich halten. Der Grundgedanke des Engagements der Bundeswehr in solchen Ländern schien mir daher ethisch richtig und wichtig.

Der Plan war folgender: Im Grundwehrdienst wollte ich versuchen, alle Prüfungen für die Offizierslaufbahn zu stemmen. Wenn das klappte, danach Pilotenausbildung und Studium absolvieren. Das hätte allerdings im Gegenzug bedeutet, dass ich mich für 20 Jahre bei der Bundeswehr hätte verpflichten müssen. Warum nicht, wenn ich damit Pilot werden konnte?

Zudem wurden Ausbildung und Studium finanziert, und ich würde sogar einen Sold beziehen, mit dem ich von zu Hause unabhängig sein und mehr für meine Geschwister und deren Ausbildung übrig lassen konnte.

Kurzum, meine Entscheidung stand fest: „Ich versuch's bei der Bundeswehr." Im Oktober 2008 rückte ich ein. Ich kam als Jäger zur frisch aufgestellten Rekrutenkompanie 8 in Sigmaringen zur Grundausbildung. Die Ausbilder bemühten sich, uns wirklich Vernünftiges beizubringen – von der Orientierung im Gelände über den sachgerechten Umgang mit Geräten und Waffen und politischer Bildung bis hin zu einer Sanitätsausbildung.

Wir mussten ganz schön ran. Die Grundausbildung war hart. Wann immer noch Zeit war, raffte ich mich auf, noch in eine Turnhalle zu fahren. Mein Turntraining kam zu kurz – wie bei vielen der anderen Sportler war meine Leistungsfähigkeit am Ende der Grundausbildung schlechter als vorher.

Eines hatte ich mir vorgenommen: Ich wollte mich bei der

Bundeswehr etwas zurücknehmen. Es schien mir an der Zeit, ernsthafter zu werden. Schließlich wollte ich Offizier werden. Das bedeutet hohe Verantwortung. Also versuchte ich erst einmal, zu den Vorgesetzten möglichst unauffällig freundlich zu sein und unerkannt in meiner Rekrutengruppe mitzuschwimmen. Doch nach wenigen Tagen wurde ich zur Vertrauensperson für die 80 Rekruten der Kompanie gewählt.

Alexander (Kamerad bei der Bundeswehr):

Ich habe Samuel während unserer gemeinsamen Bundeswehrzeit als sehr ruhigen, aber auch verspielten Jungen kennengelernt. Die erste Situation, in der Sammy mir aufgefallen ist, war, als er während der Aufstellung zur Formation meinte, ein Eis essen zu müssen. Die Mischung aus solchen sympathischen Ideen und seinem Ehrgeiz, immer der Beste zu sein, gefiel mir. Ich kann mich an keinen Augenblick erinnern, in dem Sammy die Kontrolle über sich verloren hat und unfreundlich zu einem Mitmenschen wurde. Im Gegenteil, er hat stets Zeit für ein Gespräch gefunden und sich für andere eingesetzt. Genau aus diesen Gründen wurde er von den Kameraden zur Vertrauensperson gewählt.

Und wieder kam eins zum anderen: Zum feierlichen Gelöbnis sollte eine Rede gehalten werden. In Absprache mit Kompanien der anderen Standorte wurde mir von meinem Kompaniechef mitgeteilt: „Koch, das machen Sie mal. Sie können das." Und Koch hielt die Rede.

Meine Ausbildungskompanie machte mir das Angebot, als Hilfsausbilder und Stabsdienstsoldat in Sigmaringen zu bleiben – keine schlechte Basis für die angestrebte Offizierskarriere. Dann war da ja noch die Unmenge von bürokratischen Tests, die ich parallel zu meiner Wehrdienstzeit absolvieren musste.

Ich machte mir die Zeit möglichst angenehm. Eine Bitte von mir lautete: „Ich möchte mehr für meinen Turnsport trainieren dürfen als in den drei Monaten in der Grundausbildung." Der Bitte wurde entsprochen. Nach 17:00 Uhr war Dienstschluss für mich, danach konnte ich trainieren, so viel ich wollte. Diese Gelegenheit nutzte ich weidlich. Während des Grundwehrdienstes konnte ich sogar den Trainerlehrgang im Kunstturnen absolvieren, weil ich Sonderurlaub dafür bekam; Sonderurlaub gab es auch für meinen Einsatz bei den deutschen Meisterschaften in Frankfurt, wo ich eine Woche verbrachte. Für das Bundeswehrsozialwerk absolvierte ich eine Schulung und betreute eine dreiwöchige Kinderfreizeit auf Rügen.

Nach einer Weile stellte ich fest, dass mein Zeitbudget doch nicht für ein ordnungsgemäßes Turntraining ausreichte. Deshalb entschloss ich mich nach einem halben Jahr, das Angebot der Deutsch-Französischen Brigade in Müllheim, Baden, anzunehmen, in die Presseabteilung zu wechseln. Einer der Gründe dafür war die Tatsache, dass ich wieder in der Nähe meines Vereins war und dort trainieren konnte.

Parallel zu meinem Offizierstest schrieb ich nun auch Beiträge für die Pressearbeit der Bundeswehr – Samuel Koch wurde plötzlich Journalist. Das war eine tolle Aufgabe und befreite mich größtenteils von den langweiligen Seiten der Bundeswehrzeit.

Aus der Traum

Doch dann kam alles ganz anders. Nachdem ich nach mehrtägiger Testphase in Köln die Eignung zum Offizier bestätigt bekommen hatte, absolvierte ich die letzten Wehrfliegerverwendungsfähigkeitstests in Fürstenfeldbruck, und das Ergebnis war ernüchternd: Strahlflugzeuge würde ich nicht bewegen dürfen; höchstens Fläche- und Hubfluggeräte. Ich fragte nach, warum. Die Antwort klang für mich geheimnisvoll: Ich wurde unter anderem nicht zugelassen, weil ich wohl „motorisch zu harmonisch fungierte", auf Deutsch: Hände und Füße arbeiteten bei mir zu synchron. Piloten aber müssen, ähnlich wie Schlagzeuger, jederzeit ihre Hände und Füße völlig unabhängig voneinander steuern können. Das schien bei mir nicht der Fall zu sein. Die Psychologin, die die Tests begleitete, vermutete im Abschlussgespräch, dass es mir hier wohl bald zu langweilig werden würde. „Suchen Sie sich lieber was anderes", empfahl sie mir.

Wieder musste eine Entscheidung her. Sollte ich mich wirklich für 20 Jahre bei der Bundeswehr verpflichten, um dann doch etwas zu machen, was ich nicht hundertprozentig wollte?

Eine „zufällige" Begegnung

Nach den gescheiterten Tests in Fürstenfeldbruck hatte ich mir München ein bisschen angeschaut. Unter anderem war ich auch in den Bavaria-Filmstudios gewesen. Dort hatte ich einfach einige Leute angequatscht: „Was macht ihr denn hier und wieso? Was muss man tun, um hier reinzukommen?"

Einer meiner Zufalls-Gesprächspartner war Set-Aufnahmeleiter und verwies mich mit meinen Fragen und dem Wissen über freie Praktikumsstellen an das Produktionsbüro der Telenovela, für die er gerade drehte.

Ich hakte nach und bekam einen Platz als Regiepraktikant in Aussicht gestellt. Zwar war ich noch für den Studiengang Sportwissenschaften und Pädagogik an der Bundeswehruni eingeschrieben, doch nachdem ich mich neben der Sache mit den gescheiterten Pilotenplänen nur noch wenig mit dem netten Haufen identifizieren konnte, entschied ich mich gegen meine ursprünglichen Pläne: Nach 16 Monaten beim Bund reichte ich Resturlaub ein und wurde entlassen.

Das war ein großer Schritt, zu dem ich mich nach sehr kurzer Bedenkzeit entschloss. Eigentlich hatte ich den denkbar besten Job bei der Bundeswehr, und nun würde ich von jetzt auf gleich ins kalte Wasser springen.

Das Praktikum bei den Bavaria-Filmstudios ging im November 2009 los und lief bis zum Februar 2010. Für mich war das ganz schön hart: jeden Tag 12 Stunden am Filmset, danach Training. Es war ein eiskalter Winter in München. Manchmal hatte ich das Gefühl, gleich auf meinem Fahrrad festzufrieren. Aber es machte mir viel Spaß, mit den netten Leuten vom Film zu arbeiten. Ich fühlte mich gut aufgehoben und war fasziniert davon, in die Theater- und Filmwelt einzutauchen, und abends noch mit einigen der Leute, meist Schauspielern, um die Häuser zu ziehen. Die waren offen, tolerant und lustig, was mir Lust auf mehr machte. Doch ich übertrieb es mit dem Feiern und dem Lotterleben und handelte mir einigen Ärger ein.

Durch eine komplexe Verkettung unglücklicher Umstände, die ich leider selbst provoziert hatte, verlor ich zu guter Letzt meine Unterkunft in München. Da saß ich nun, die hoffnungsvolle Karriere bei der Bundeswehr abgebrochen, an einem kalten Winterabend auf der Straße und wusste nicht, wohin. Ich hatte das Gefühl, den Tiefpunkt meines Lebens erreicht zu haben. Noch bevor ich mich meiner Wurzeln erinnern und in mein Smartphone „Evangelische Kirche" eingeben konnte, stand vor mir eine Gruppe von Straßenevangelisten. Ich kam mit einigen von ihnen ins Gespräch.

Zu diesem Zeitpunkt hatte ich mich weit von meinen ursprünglichen Idealen wegbewegt und eine Beziehung zu Gott spielte nur noch eine sehr untergeordnete Rolle in meinem Leben. Schon während der Bundeswehrzeit und erst recht dann beim Film hatte ich mich gründlich verlaufen und einige Dinge gemacht, die ich heute bereue. Zeitweise war ich ein ganz schönes Arschloch gewesen.

Und nun redete ich also mit Gerry aus Nigeria und Bertrand aus Trinidad-Tobago. Beides tiefgläubige Christen, beides echte Charaktere. Bertrand sah etwa so alt aus wie ich, Anfang 20 also, trug Dreadlocks bis zum Rücken und hatte, so erzählte er mir, einige Jahre im Dschungel verbracht – allein mit der Natur auf einem Stück Land, das ihn ernährte.

Das faszinierte mich sofort, denn schon einige Male hatte ich darüber nachgedacht, dass ich am liebsten jeglichem Konsum und der Zivilisation für eine Weile entfliehen und auf mich allein gestellt in der Natur leben wollte.

Ich fragte ihn: „Wie viele Jahre warst du da draußen im Wald?"
Er sagte: „Fast zehn Jahre!"
Ich runzelte die Stirn. „So alt bist du doch noch gar nicht, dass das stimmen könnte!" Er zückte seinen Pass und zeigte auf das Geburtsdatum. Er war 42 Jahre alt, nicht Anfang 20! Seine strenggläubigen Eltern hatten ihn wegen seiner Dreadlocks verstoßen. In der Einsamkeit hatte er dann zu sich und zu Gott gefunden.

In den Gesprächen mit ihm wurde mir ganz neu bewusst, dass ich ziemlich weit von dem Weg abgekommen war, den ich eigentlich mal eingeschlagen hatte. Das war für mich ein Wendepunkt, an dem ich beschloss: „Jetzt ist Schluss mit lustig. Gott soll wieder von einer Randerscheinung in meinem Leben zum Mittelpunkt werden."

Bei Gerry und seinem Mitbewohner Markus fand ich dann auch eine Unterkunft für den Rest der Praktikumszeit.

Eine Chance in Hannover

Inspiriert und unterstützt von den Münchener Schauspielern sprach ich an den beiden staatlichen Schauspielschulen Münchens vor: der Otto-Falkenberg-Schule der Kammerspiele und der August-Everding-Schauspielschule, die beim Prinzregententheater beheimatet ist. Obwohl ich dort reichlich unvorbereitet auflief und entsprechend nach Hause geschickt wurde, hatte ich Spaß an der Sache gehabt und bewarb mich, wie mir empfohlen wurde, pauschal an vielen weiteren staatlichen Schauspielschulen Europas.

Viel Hoffnung machte ich mir erst mal nicht. Die Schauspieler in München hatten mir alle gesagt, dass es ganz normal war, dass

man 17-, 18-mal vorsprechen musste. Und bei einem der Vorsprechterminen war ich auf ein Mädchen gestoßen, das heulend
auf der Treppe vor der Schauspielschule saß, weil sie auch beim
42. Mal nicht angenommen worden war. *So lange würde ich es
nicht probieren*, dachte ich.

Nach dem Praktikum zog ich um. Von München nach Hamburg. Parallel zu Vorsprechterminen besuchte ich die älteste,
staatlich anerkannte Schauspielschule Hamburgs, das Schauspiel-
studio Frese. Dort lernte ich viel und fand gute Freunde – und der
Spaß kam natürlich auch nicht zu kurz.

Manuel (Schauspielstudent in Hamburg):

Samuel und ich wohnten im gleichen Studentenwohnheim in
Hamburg. Eines Morgens kam er zu mir und fragte mich, ob ich
ihm helfen könne, eine Couch, die er erworben hatte, in sein
Wohnheimzimmer zu bringen. Ich stimmte natürlich zu, wies ihn
aber darauf hin, dass ich um Punkt 13:00 Uhr in der Schauspielschule sein musste.

Samuel versicherte mir, dass ich pünktlich dort sein würde. Wir
fuhren also zu dem Ort, wo die Couch abzuholen war, trugen das
über 2 Meter lange Ding gefühlte 10 Stockwerke hinunter und
luden es in Samuels altes Golf Cabrio. Wie das aussah, kann sich
glaube ich jeder vorstellen. Wir fuhren los Richtung Studentenwohnheim, und ich saß auf dem Beifahrersitz zwischen Wind-
schutzscheibe und dem Bettkasten der Couch eingequetscht.
Mir war kalt, also stieg ich bei der nächsten Ampel mitten auf der
Straße aus und holte meine Jacke, die ich im Kofferraum hatte.
Genau in dem Moment sahen uns zwei Polizisten, die links an
der Kreuzung standen. Wir mussten rechts ranfahren. Es war
12:39 Uhr, also eigentlich unmöglich, bis 13:00 Uhr die Polizisten
zu beschwichtigen, die Couch im Studentenwohnheim abzuladen
und noch rechtzeitig zum Unterricht zu kommen.

Bevor einer der Polizisten überhaupt irgendetwas sagen konnte, streckte Samuel ihnen seinen Führerschein entgegen und sagte: „Hier, bitte, können Sie gleich haben!"

Der Polizist war aber überraschend kooperativ, und so stellten wir die Couch auf dem Grünstreifen neben der Straße ab, Samuel klärte noch ein paar Sachen mit ihm und fuhr mich dann zur Schauspielschule. Ich war um 12:59 Uhr da.

Eine andere Anekdote: Während eines Krankenhausaufenthaltes hat Samuel mich besucht und mir als Geschenk eine Flasche „Cab" und ein kleines Töpfchen mit einer Pflanze darin mitgebracht. Ich habe mich sehr über seinen Besuch gefreut und auch über das Pflänzchen, das ich trotzdem eher als Gag aufgefasst habe. Am darauffolgenden Tag kam die Stationsschwester zu mir und fragte mich, warum das Topfpflänzchen vom Rezeptionstresen bei mir auf dem Nachttisch steht. Da dachte ich mir: „Samuel hat es einmal wieder geschafft – obwohl er nicht da ist, ist er doch irgendwie da. Das ist Samuels beneidenswertes Talent."

Nach Absagen in Salzburg, Essen und Ludwigsburg machte ich mich etwas irritiert und ohne allzu große Erwartungen, aber zunächst gut gelaunt auf den Weg nach Hannover, um an der Hochschule für Musik und Theater vorzusprechen. Obwohl ich verschlafene 6 Stunden später als geplant zum Vorsprechen erschien, kam ich zu meiner Überraschung in die nächste Runde, und später lud man mich in die Endrunde ein. Termin: Mittwoch, der 3. März 2010.

Mein Repertoire war klein, aber fein: eine Rolle aus *Macbeth*, der Karl von Moor aus Schillers *Räuber*, Franz Pinsel aus dem *Terrorprogramm* von Marc Becker. In der Endrunde sollte der harte Kern aus 30 Bewerbern außerdem singen, tanzen, ein Gedicht aufsagen, improvisieren oder als Affe rumhüpfen.

Am Donnerstag erreichte mich ein Anruf aus Hannover: „Sie sind angenommen!"

Ich freute mich wie verrückt, denn eine solche Prüfung ist mit nicht wenigen Strapazen verbunden. An einigen Schulen wird man in durchaus unangenehme Situationen gebracht und manchmal sogar gedemütigt.

Nach meiner Zusage in Hannover sprach ich noch an weiteren Schulen vor, an denen ich mich ohnehin schon beworben hatte, um Erfahrungen zu sammeln. Meistens machte die Vorsprecherei mir Spaß – aber nicht immer. In Leipzig hörte ich nach meinem Auftritt: „Deutschland hat große Bühnen mit großen Frauen, und Sie sind zu klein. Tut uns leid, wir nehmen Sie nicht!"

„Vier Tage im Mai"

Um das private Studium in Hamburg weiterzufinanzieren, jobbte ich in allen möglichen Bereichen und meldete ein Gewerbe an, um flexibler einsetzbar zu sein. Schließlich schaffte ich es, durch Nachfragen und dank eines netten Zufalls von *Studio Hamburg* engagiert zu werden. Dort wurde gerade der Filmdreh für „Vier Tage im Mai" vorbereitet, die Geschichte eines ostpreußischen Kinderheims am Ende des Zweiten Weltkriegs. Man suchte jemanden für die Betreuung der mitspielenden Kinder, und ich bekam den Job. Die Dreharbeiten waren eine tolle Zeit.

Christoph H. (Aufnahmeleiter Studio Hamburg):

Ich habe Samuel im Sommer und Herbst 2010 zwar nur kurz, dafür aber sehr intensiv kennengelernt. Wir haben zusammen viel Arbeit, aber auch viel Spaß gehabt. Wir produzierten damals den Kinofilm „Vier Tage im Mai". Wir saßen im Büro, da kam Samuel plötzlich reingeschneit. Auffallend war sein nettes, höfliches und sehr freundliches Auftreten. Und seine Art, sich vorzustellen: „Ich würde gerne bei eurem Film mitarbeiten, habt ihr irgendwas zu tun für mich?" Wir konnten immer Hilfe gebrauchen, deshalb haben wir ihn vom Fleck weg engagiert. Denn schon der erste Eindruck war spitze.

Sein erster Job war, sich vor allem um die Kleindarsteller zu kümmern. Bei allem, was man ihm anvertraute, konnte man sich darauf verlassen, dass er es perfekt erledigte. Samuel hat stets mit einem Lächeln im Gesicht durchgearbeitet, er hat keine Pause gemacht und nie ein Wort der Klage geäußert. Man musste ihn eher ein bisschen bremsen, weil er sich fast selbst ausbeutete.

Samuel ist dann in die Regieabteilung übergewechselt und bekam später auch eine kleine Sprechrolle im Film. Bei Samuel konnte man sich immer sicher sein, dass er den richtigen Ton findet. Er hat sich um jeden einzelnen Menschen intensiv gekümmert und darauf geschaut, dass es allen gut geht. Dabei war er völlig uneigennützig – wahrscheinlich ist dieses Wort noch zu schwach. Er war einfach voller Sympathie für jeden Menschen, egal, ob groß oder klein, dick oder dünn, bedeutend oder unbedeutend. Samuel hat da nie einen Unterschied gemacht. Für mich ist sein hervorstechendes Merkmal sein offenes Wesen allen Menschen gegenüber. Er ist für mich ein lebendiges Zeugnis der Nächstenliebe.

5. Der Weg zur Wette

Es gibt schon einiges an Ironie in meinem Leben. Dazu gehört wohl die Sache mit den Sportgeräten, mit denen ich meinem ersten Leben ein jähes Ende setzte.

Meine Freunde wussten, wie neugierig ich auf jede neue Art von Bewegung war. Deshalb schenkten sie mir zu meinem 20. Geburtstag am 28. September 2007 ein Paar sogenannte „Poweriser". Das sind mechanische Stelzen, die mit kräftigen Federn ausgestattet sind. Sie werden an den Unterschenkeln festgeschnallt und vergrößern die Sprungkraft des Benutzers enorm.

Im Katalog eines Anbieters liest sich das dann so: „Der Poweriser ist das ultimative Funsport-Gerät. Entwickelt in der Luft- und Raumfahrtindustrie, ist der Poweriser die Herausforderung für alle, bei denen Inlineskater, Skate- und Snowboards auf dem Dachboden ihr verstaubtes Dasein fristen. Die Gesamtkonstruktion besteht aus Aluminium und glasfaserverstärktem Kunststoff."

Der Katalogtext verspricht weiter: „Durch das Zusammenspiel der verwendeten Hi-Tech-Werkstoffe werden 2 Meter hohe Sprünge wie auch eine Schrittweite von bis zu 5 Metern zum Kinderspiel. Selbst beim gemütlichen Joggen mit dem Poweriser werden durch die enorme Schrittlänge Geschwindigkeiten erreicht, die selbst die eines 100-Meter-Sprinters übersteigen."

Die Aussicht, sozusagen ein mobiles Trampolin unter den Füßen zu haben, hörte sich vielversprechend an!

„Dieses Extremsportgerät erfüllt die Erwartungen jedes Besitzers in allen Hinsichten. Durch ihr futuristisches und einzigartiges Aussehen sind die Poweriser der Hingucker bei jedem öffentlichen Auftritt – von dem unvergleichlichen Funfaktor einmal ganz abgesehen." Am Schluss der Produktvorstellung wies ein dürrer Satz auf die möglichen Risiken des neuen Sportgerätes hin – allerdings sehr dezent: „Wie auch beim Skaten oder Inlineskaten wird empfohlen, persönliche Schutzausrüstung wie Helm, Knie- und Ellenbogenschoner zu tragen, um Sturzverletzungen vorzubeugen."

Schmerzhaftes Lehrgeld

Guter Tipp. Es gab nur einen Schönheitsfehler: Beim ersten „Ausritt" mit meinem Geburtstagsgeschenk beherzigte ich ihn nur teilweise.

Ich hockte mich auf die Stufen vor unserer Haustür und schnallte die Dinger sofort um. Gebrauchsanweisung lesen? Man sah den Teilen ja an, wie sie funktionieren. Was ich allerdings nicht wusste: Dies war nicht gerade die haltbarste Luxusausführung der Poweriser. Bei meinen ersten Gehversuchen auf dem Platz vor meinem Elternhaus brachen die Teile prompt auseinander. Der Knieriemen links riss, ich verlor den Halt und landete unsanft auf dem Boden.

Insgesamt stürzte ich mit den Stelzen an diesem Tag drei Mal, schürfte mir die Hand auf. Ich fand es ganz schön enttäuschend, dass die teuren Teile schon beim ersten Test den Geist aufgaben.

Mit meinem lädierten Geburtstagsgeschenk fuhr ich zum Fachhändler ins nahe Lörrach, um zu reklamieren. Im Gespräch stellte sich heraus, dass Marco Schuler der Hauptimporteur der Original-Poweriser für Europa war. Als er bemerkte, dass ich mich als Turner für die Stelzen und für das interessierte, was man damit anstellen konnte, wurde er hellhörig. Er überließ mir zwei Profi-Geräte als Testexemplare zum Sonderpreis.

Mit denen lotete ich dann in den folgenden Wochen die Möglichkeiten der Stelzen aus. Diesmal war es nicht so schwierig, mit den Powerisern umzugehen. Beim zweiten Herumprobieren mit den besseren Stelzen gelangen mir die ersten Saltos.

Marco Schuler interessierte sich für meine Trainingsfortschritte. Immer wieder half er mir, neue, verbesserte Geräte oder Einzelteile wie Sprungfedern aus Carbon auszuprobieren. Ich konnte auch Prototypen testen.

Marco wurde ein Wegbegleiter bei meinen ersten Show-Auftritten auf den Stelzen. Er blieb es bis zum Auftritt bei „Wetten, dass..?" Dort sollte er das fünfte Auto fahren, das ich überspringen wollte. Doch er kam nicht mehr zum Einsatz.

Natürlich lag ihm daran, die Poweriser bekannt zu machen. Seine Freundin und er organisierten offene Trainings für den Umgang mit den Stelzen, vor allem in Lörrach. Sie waren es auch, die den Verein „Höher, weiter, schneller e.V." gründeten.

Ich betrachtete die Stelzen zwar als ein nettes Spielzeug, aber mein Sport war und blieb das Geräteturnen. Niemals hätte ich für die Poweriser mein Turntraining vernachlässigt. Ich hielt mich bei meinen Turnkameraden bedeckt, was meine Ausflüge mit den Stelzen in die Showwelt anging, denn die Trainer waren schon wegen der Verletzungsgefahr nicht begeistert von solchen Aktionen.

Marco gründete mit einigen Leuten aus verschiedenen Ländern auch das „Poweriser Showteam Europe" als professionelle Promotion-Truppe für die Stelzen. Auch mich lud er dazu ein, verschaffte mir die ersten Messeauftritte. Ein bisschen vor Interessierten herumhüpfen, dabei Spaß haben und noch ein Taschengeld verdienen – da machte ich gern mit.

Für unsere Show-Auftritte fragten wir uns: Was kann man mit den Stelzen zeigen, was Zuschauer begeistert? Erstens kann man mitten auf der Straße sehr hoch springen. Das wirkt schon mal beim Zusehen ganz apart. Zweitens kann man weit springen. Warum nicht über Gegenstände? Und warum nicht über ganz große Gegenstände? Und warum dann das Ganze nicht auch noch mit Salto?

Das Verletzungsrisiko beim Spaß mit den Stelzen war nicht zu unterschätzen. Mein Freund und Trainingspartner Gergö und ich waren zum Beispiel zur „Nacht des Sports" in Freiburg eingeladen. Dort sollten wir vor Jogi Löw und anderen Ikonen der Sportwelt mit unseren Powerisern eine Showeinlage zeigen. Die Generalprobe lief perfekt, es klappte alles. Aber Gergö war nach 5 Stunden Training nicht mehr ganz auf der Höhe. Beim Ausspringen knickte er um: Kreuzband, Innenband und Meniskus gerissen. Jede Art von Sport konnte er für das nächste halbe Jahr vergessen.

Ich habe das nicht als Warnsignal gesehen. So etwas passiert eben beim Sport; das hat mich nicht abgeschreckt.

Zumal ein weiterer Aspekt dazukam, der für mich attraktiv war: Dank der Stelzen konnte ich mir mit den Show-Auftritten ein nettes Taschengeld dazuverdienen. Manche Veranstalter zahlten bis zu 500 Franken für fünf Minuten. Kein schlechter Tarif!

Die Idee mit „Wetten, dass..?"

Es gibt zahlreiche Stuntkoordinatoren, die für TV-Sender und Filmproduktionen arbeiten. Mit einigen von ihnen trat ich in Kontakt, um mit meinen bereits erlernten Fähigkeiten etwas zum Studium dazuzuverdienen, und bot ihnen meine Dienste an, wie zum Beispiel mal eine Treppe herunterzustürzen oder mich von einem Auto anfahren zu lassen. In meiner Bewerbungsmappe lagen auch ein paar Fotos von Sprüngen mit den Powerisern. Auf den Bildern fliege ich elegant durch die Luft.

Eine Woche später meldete sich ein Stuntkoordinator und PR-Mann. Er trug einen Künstlernamen und sagte mir, er fände die Sache mit den Sprungstelzen interessant. Ob ich ihm dazu nicht noch ein bisschen Material liefern könnte?

Ich fragte ihn, warum. Er erklärte mir: „Ich habe Kontakte zum Team von Gottschalks Sendung ‚Wetten, dass..?' und besorge der Redaktion Vorschläge für Wetten und Wettkandidaten. Das wäre doch was für dich. Da kannst du richtig Geld verdienen!"

Ich war etwas skeptisch. Aber ich schickte ihm weiteres Material. Daraus bastelte er einige Ideen zusammen: Ich könnte innerhalb von zwei Minuten während eines Saltos 20 in drei Metern Höhe angebrachte Lampions in der Luft ausknipsen. Oder eine weitere Idee: Während eines Rückwärtssaltos könnte ich Flaschen mit dem Gummifuß der Stelze öffnen. Irgendwann fragte er, ob ich auch über Autos springen könnte … Ja, klar, das hatte ich schon ausprobiert.

Die nächste Frage: Könnte ich innerhalb einer bestimmten Zeit 10 fahrende Autos mit den Stelzen überspringen, ohne sie zu berühren? Auch das müsste möglich sein.

Ich fand diese Vorschläge grundsätzlich in Ordnung. Aber ein Auftritt bei „Wetten, dass..?"? Dem stand ich eher ablehnend gegenüber. Ich war schließlich auf dem Weg, ernsthaft Schauspieler zu werden und fand, dass ich mich mit einem solchen Auftritt zum Affen machen würde.

Der PR-Mann, der sich fast schon ein wenig wie mein Manager verhielt, schrieb trotzdem an das ZDF. Fünf Ideen schlug er in diesem Brief vor. Die Redaktion der Sendung zeigte sich interessiert – vor allem an der Autowette.

Für seine Kontaktanbahnung wollte er eine Menge Geld von mir haben. Was mich neben der Tatsache, dass ich ihn nie offiziell mit meiner Vertretung beauftragt hatte, besonders stutzig machte, war sein Versuch, jeden Kontakt mit der Redaktion von „Wetten, dass..?" unter seine alleinige Kontrolle zu bringen. Er ermahnte mich, dass alles, was ich mit dem Sender zu bereden hätte, nur über ihn laufen dürfte. Hinzu kam, dass er sich plötzlich Dritten gegenüber als mein „Trainer" vorstellte, was er nun beim besten Willen nicht war. Richtig komisch wurde es, als er versuchte, meine Konzentration für die anstehenden Wettübungen mittels merkwürdiger fernöstlicher Meditationstechniken zu erhöhen. Ich war irritiert und versuchte, ihm klarzumachen, dass ich eigentlich lieber allein arbeiten würde.

Schließlich distanzierte ich mich von ihm – er war mir einfach zu „Feng-Shui"-mäßig drauf. Allerdings hatte ich ihm das vielleicht zu spät klargemacht. Auch mein Stelzen-Kollege Marco und mein Vater hatten mir früh zu verstehen gegeben, dass sie mit dem Mann nicht unbedingt zusammenarbeiten würden.

Während der Wettanbahnung hatte die Zeit nicht stillgestanden. Ich war ja mittlerweile an der Hochschule für Musik, Theater und Medien in Hannover angenommen worden. Das Studium begann am 1. Oktober 2010. Die Ligasaison im Turnen hatte begonnen und ich fuhr einige Male zu Wettkämpfen nach Hause. Zum Schlafen kam ich nur selten. Ich war extrem viel unterwegs, besuchte Freunde, absolvierte mein Turntraining, schmiedete Pläne.

Die Unsicherheit über meine Zukunft, die ich früher verspürt hatte, war verflogen. Die Ausbildung in einem der vielseitigsten Berufe, den ich mir vorstellen konnte, lag vor mir. Alles, was ich bisher kennengelernt hatte, begeisterte mich für diesen Weg. Vielleicht war die Schauspielerei nichts fürs Leben, aber für den Augenblick schien sie mir die denkbar beste Lebensschule, die individuellste Ausbildung, für die ich große Leidenschaft empfand. Ich hatte Spaß daran, kreativ zu sein, mit meinem Körper zu arbeiten und in verschiedene Rollen zu schlüpfen, was mir entgegenkam, da ich mich ja nie entscheiden konnte. Und mir gefiel es, mal allein, mal mit meinen Kommilitonen zu improvisieren; auf sie einzugehen, auf einer Bühne zu stehen, ganz in einer Rolle aufzugehen und im besten Fall Menschen zum Lachen und Nachdenken zu bringen.

Ich fühlte mich endlich angekommen und startklar. Alles sah danach aus, als ob das Jahr 2010 zum glücklichsten meines Lebens werden wollte.

Es wird konkreter

Im Sommer 2010 kam der erste persönliche Kontakt zum ZDF und der Redaktion von „Wetten, dass..?" zustande. Ich war immer noch nicht so richtig überzeugt von der ganzen Sache, aber andererseits dachte ich mir auch: *Warum nicht?* Wir begannen also, über mögliche Szenarien zu sprechen.

Der erste Vorschlag der Redaktion: Sie fanden die Stelzen-Wette spektakulär und wollten sie am liebsten bei der aufsehenerregenden Live-Übertragung aus Mallorca zu Beginn der Sommerpause präsentieren. Zu diesem Zeitpunkt allerdings wäre ich definitiv noch nicht so weit gewesen. Die Nummer mussten wir erst noch mehr üben, damit sie wirklich saß. So bat ich um Verlegung auf einen späteren Termin. Kein Problem für das ZDF.

Wir einigten uns auf den groben Ablauf, der dann auch am 4. Dezember 2010 in Düsseldorf auf die Bühne gebracht wurde: Ich würde versuchen, fünf fahrende Autos innerhalb von vier Minuten mit einem Salto zu überspringen. Mindestens drei davon musste ich fehlerfrei packen.

Meine Freunde und ich fanden uns zusammen, wann immer wir Zeit erübrigen konnten, und trainierten die Sprünge über unterschiedliche Autos. Wir übten dabei mit den Modellen, die wir nun mal im Alltag zur Verfügung hatten.

Um die Verletzungsgefahr zu minimieren, polsterten wir die Fahrzeuge beim Training auf der Motorhaube, auf dem Dach und der Kofferraumhaube mit dickem Schaumstoff. Einen ganzen Schwung alter Matratzen und Turnmatten hatte ich extra für diesen Zweck gehortet. Mit Spanngurten wurden diese Matten auf den Autos befestigt – man kann ja nie wissen.

Immer und immer wieder feilten wir am Ablauf des Sprungs, an der Koordination von Fahrer und Springer, an der richtigen Geschwindigkeit. Für das ZDF und dessen Planungstruppe erstellte ich eine minutiöse Ablaufskizze, aus der die Streckenverteilung, die Anlaufdistanzen und die Geschwindigkeiten der Fahrzeuge hervorgingen.

Unser Training perfektionierte sich. In den Monaten der Vorbereitung absolvierte ich Hunderte von Übungssprüngen – außer ein paar Beulen und blauen Flecken holte ich mir keine Blessuren. Nichts.

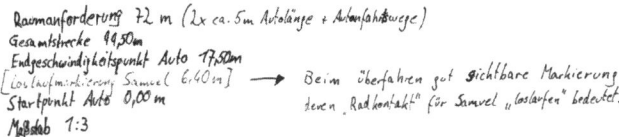

Raumanforderung 72 m (2x ca. 5m Autolänge + Autoanfahrtswege)
Gesamtstrecke 44,50m
Endgeschwindigkeitspunkt Auto 17,50m
[Loslaufmarkierung Samuel 6,40 m] → Beim überfahren gut sichtbare Markierung
Startpunkt Auto 0,00 m   deren "Radkontakt" für Samuel "loslaufen" bedeutet.
Maßstab 1:3

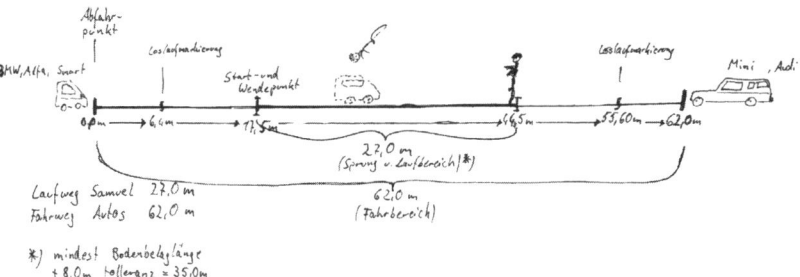

Schließlich sah mein Vater zum ersten Mal ein Video von unserem Training. Er sagte zu meiner Mutter: „Also, wenn Samuel das bei ‚Wetten, dass..?‘ machen will, schaue ich bestimmt nicht zu!"

Meine Mutter erzählte ihm dann, dass ich vorhatte, ihn um seine Mitwirkung bei der Wette zu bitten. Ich wollte nur Leute dabeihaben, denen ich hundertprozentig vertraute. Das war bei meinen Freunden absolut der Fall, aber ich wünschte mir noch einen etwas erfahreneren Mitstreiter, einen, der mich auch in geistlicher Hinsicht unterstützen würde.

Also rief ich meinen Vater an und fragte ihn: „Papa, könntest du mir bei der Wette helfen? Fahr eins der Autos!"

Mein Papa war ja vorgewarnt und sagte: „Okay, das mache ich."

Ich wusste damals nicht, was ich da von meinem Vater verlangte. Erahnen konnte ich es, als er mit den Proben begann. „Als ich zum ersten Mal auf meinen Jungen zufahren sollte, bin ich instinktiv voll in die Bremsen gestiegen", erinnert sich Papa. „Ich konnte es nicht ertragen, auf mein eigenes Kind zuzuhalten."

Doch Papa musste diese Hemmungen überwinden, wenn die Nummer klappen sollte – genauso wie meine vier Freunde, die in den anderen Fahrzeugen saßen. Also übten wir, wochenlang, wann immer sich ein Moment Zeit dafür ergab.

Schließlich bremste Papa nicht mehr. Er ging auf die berechneten 22 Stundenkilometer und hielt sie stoisch durch. Und er machte auch nicht die Augen zu, wenn ich über sein Auto hinweg meinen Salto schlug.

Wir fühlten uns bereit.

Entscheidungen

Unmittelbar vor dem Unfall gab es eine Situation, die mich heute im Rückblick aufhorchen lässt. Eine unverhoffte Schwierigkeit stellte mich plötzlich vor die Entscheidung, welchem Weg ich den Vorrang geben sollte.

Ich tanzte mal wieder auf allen erreichbaren Hochzeiten: Während ich die Kurse in meinem Studiengang absolvierte, steckte ich parallel dazu mitten in der Ligasaison beim Turnen. Jeden Abend war ich im Landesleistungszentrum in Hannover zu finden.

Doch in der Wettkampfvorbereitung bekam ich starke Atembeschwerden; im Training konnte ich mich plötzlich vor stechendem Schmerz kaum noch auf den Beinen halten. Unser Mannschaftsarzt vermutete, dass sich mein Zwerchfell und die Bauch- und Rippenmuskeln beim Atmen in die Quere kamen. Er und die Therapeutin sagten, dass es gut sein könne, dass dies eine Folge des Atem- und Zwerchfelltrainings in Fächern wie Körperstimmbildung oder Sprecherziehung an der Schauspielschule war. Nun hatte also mein neu ausgeprägtes Zwerchfell zwischen meinen Bauchmuskeln schlicht zu wenig Platz.

Als ich der Sprecherzieherin von meiner Einschränkung erzählte, sagte sie: „Dann solltest du vielleicht beim Turnen kürzertreten."

Das bedeutete also: Meine beiden Lebensmodelle standen sich gegenseitig im Weg. Ich nahm den Konflikt zur Kenntnis, entschied mich aber, Turnsport und Schauspielerei weiterhin miteinander zu vereinbaren, soweit das eben möglich war.

Interessanterweise tat sich dieser Zwiespalt genau in der heißen Zeit vor der Wette auf, in der ich mich immer wieder fragte, warum ich das eigentlich machte. Den Auftritt bei „Wetten, dass..?" hatte ich für mich stillschweigend als einen persönlichen Wendepunkt definiert. Danach wollte ich keine weiteren akrobatischen Engagements mehr wahrnehmen, sondern mich voll auf das Schauspielstudium konzentrieren.

6. Das Drama nimmt seinen Lauf

Das Team des ZDF lernte ich bei der sogenannten Testwette kennen. Das war eine Veranstaltung, bei der die Kandidaten ihre Wettidee live vorführen konnten. Der Sinn dahinter: Nur etwas, was auch wirklich in einer vergleichbaren Halle oder in einem bestimmten Zeitbudget irgendwo draußen zu produzieren ist, eignet sich für „Wetten, dass..?"

In meinem Fall fand die Testwette in München statt. Austragungsort war die Olympiahalle. Mit dabei auch die Redakteurin der Show, Beate Weber. Sie war seit der Gründung der Sendung dabei und verfügte über einen unglaublichen Erfahrungsschatz. Im Gespräch mit ihr fühlte ich mich sofort gut aufgehoben.

Das Team wollte bei meiner Wette vor allem die Frage klären, wie weit Ablauf- und Anfahrtsweg sein mussten, um zu planen, ob das Ganze in die Halle passte. Wie breit musste die Bahn sein, damit es genügend Ausweichplatz gab? Wie lang waren die Bremswege, die Parkflächen für die fünf Autos? Alles wollte minutiös durchgeplant sein.

Beulen im Neuwagen

Eine erste teure Erfahrung machten das ZDF-Team und ich gleich beim Probesprung, diesmal der Einfachheit halber noch über ein stehendes Auto. Schon als ich in die Halle gekommen war, hatte ich gemerkt, dass der Boden zu glatt für die Stelzen sein könnte. Achselzucken bei den Beteiligten. Ich schnallte mir trotzdem meine Poweriser an, machte mich warm, hüpfte einige Trockensaltos zur Probe.

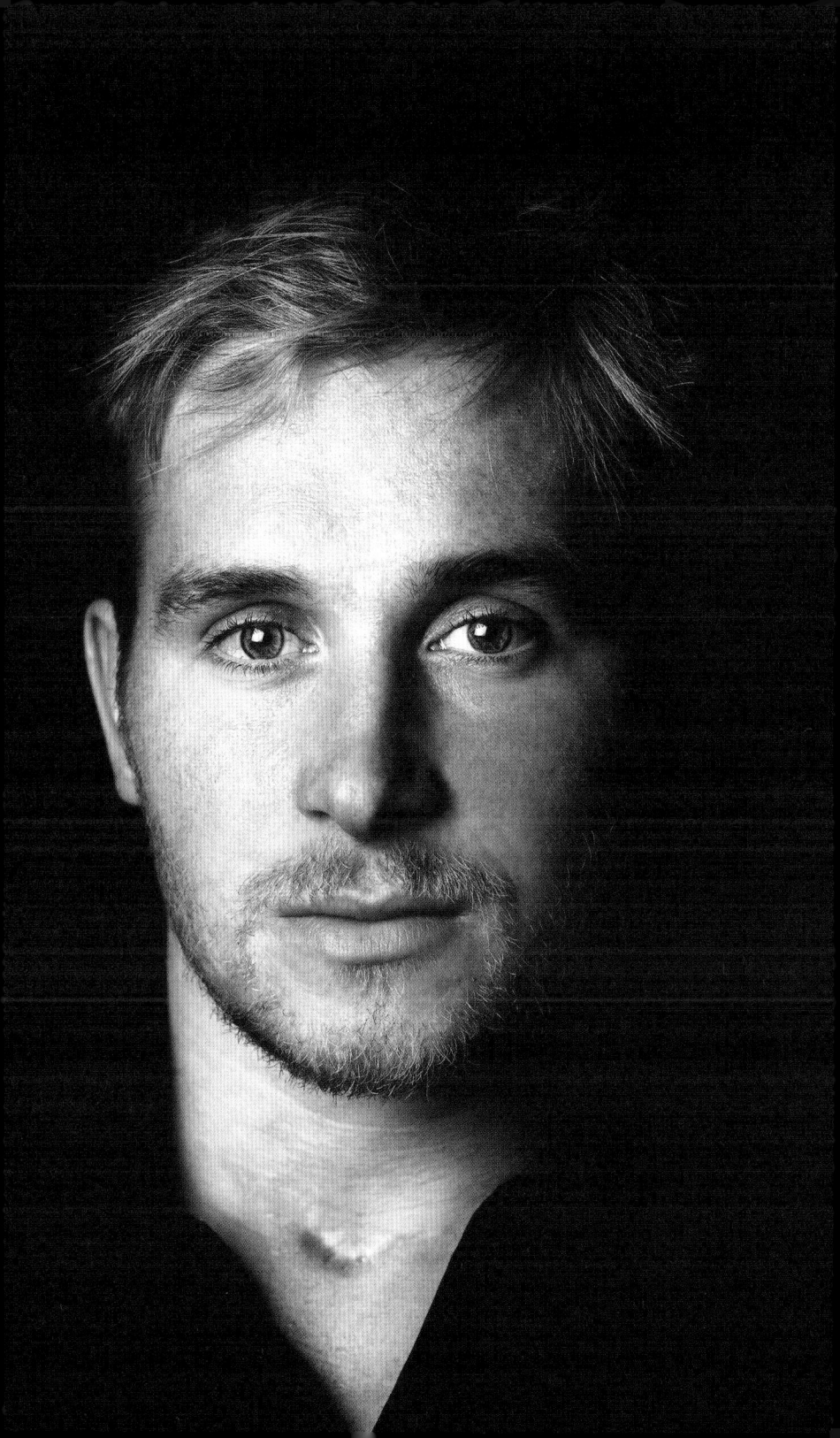

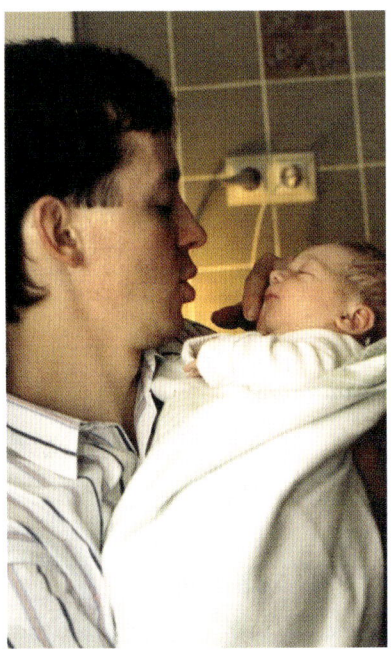

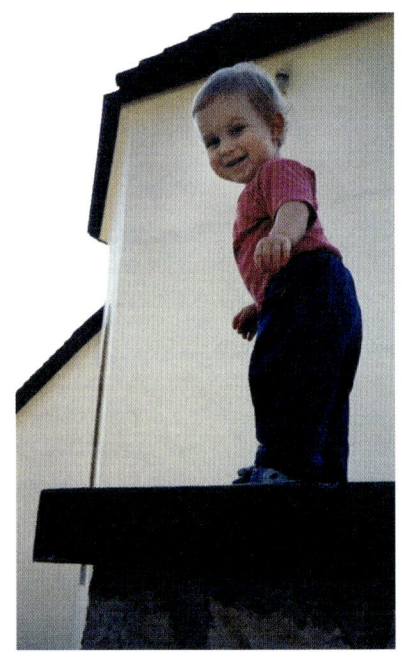

Vater und Sohn
beim Weltanschauungsunterricht.

Auf der Mauer, auf der Lauer ...

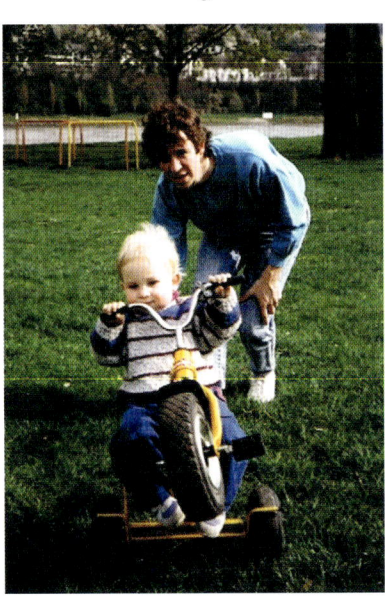

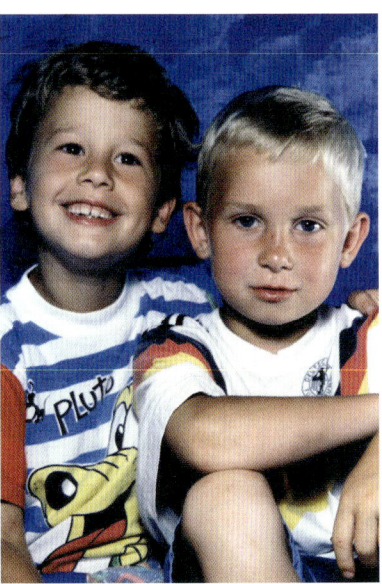

Papa stärkt den Rücken.

Chris und Samuel im Kindergarten.

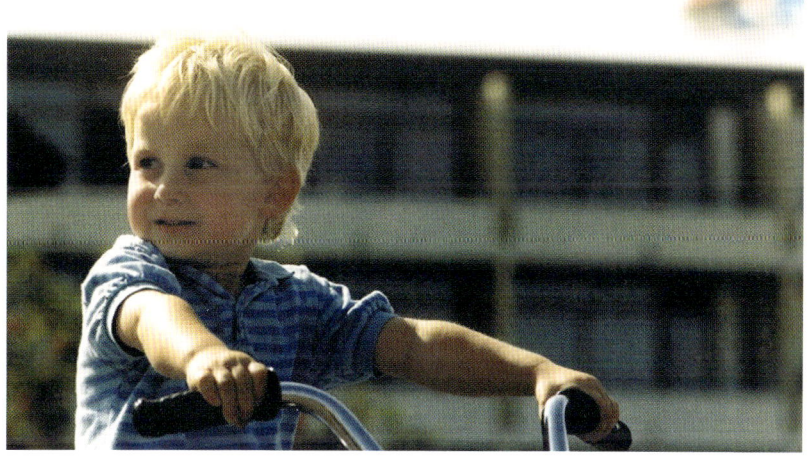
1991

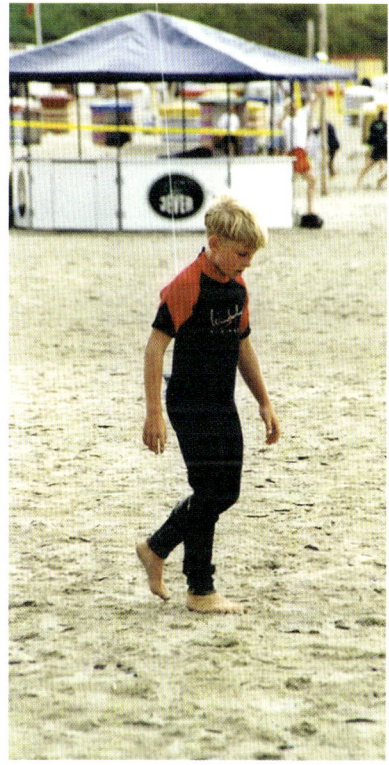

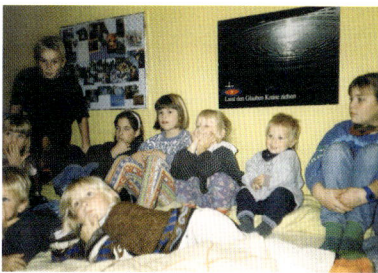
Samuel (links oben) mit Geschwistern und Freunden.

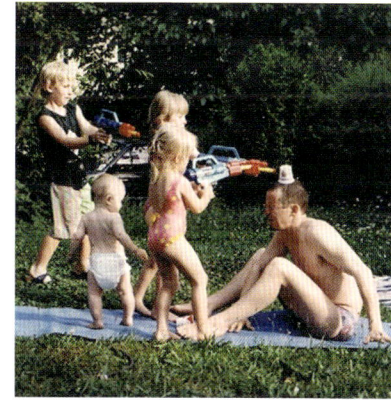

Surfen 1998.

Blödsinn machen mit Papa.

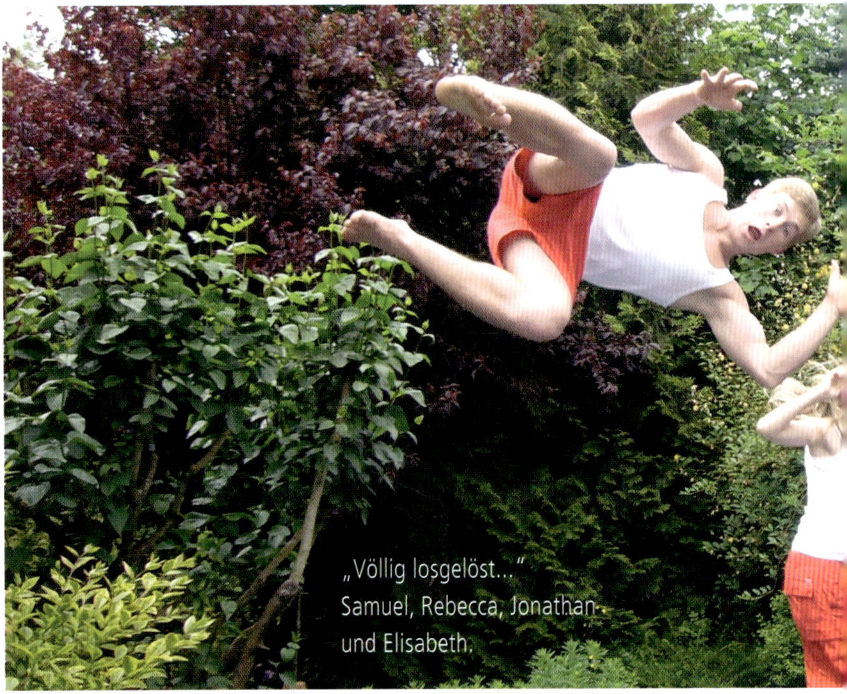

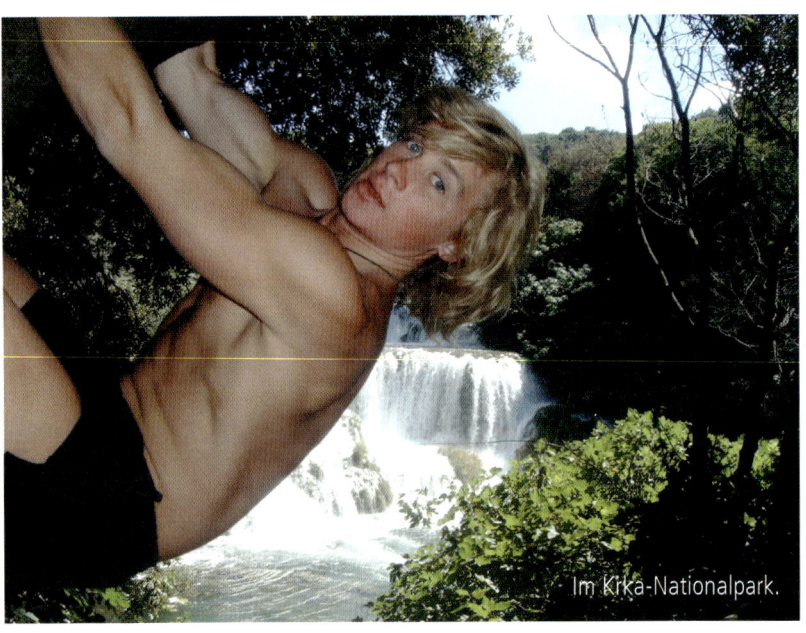

„Völlig losgelöst..."
Samuel, Rebecca, Jonathan
und Elisabeth.

Im Krka-Nationalpark.

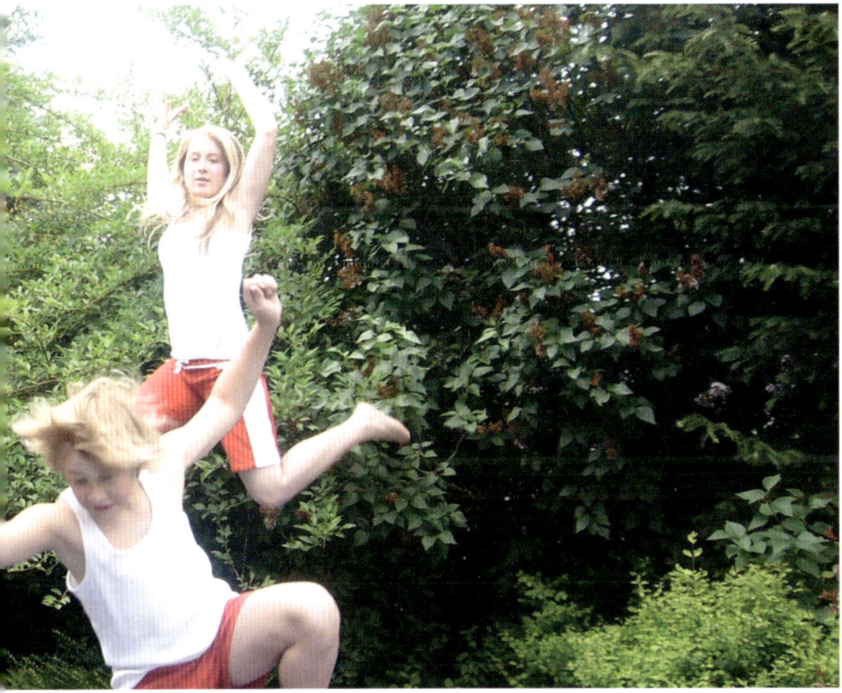

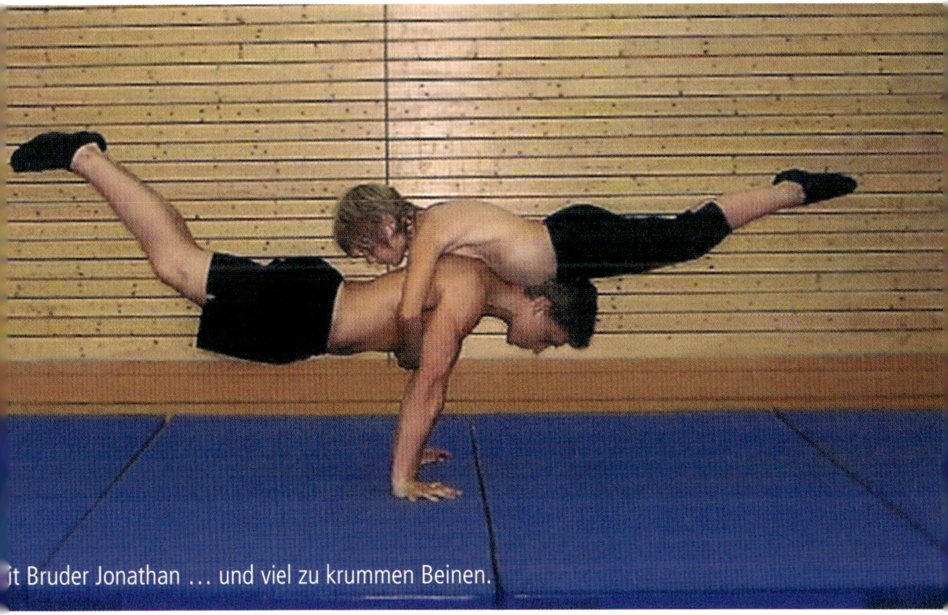

it Bruder Jonathan ... und viel zu krummen Beinen.

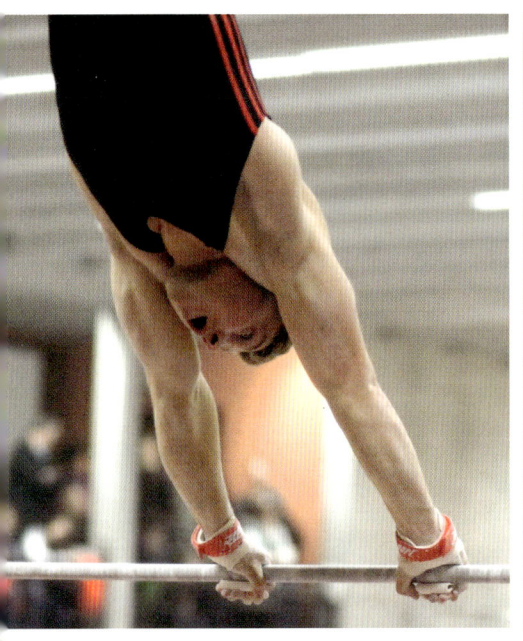
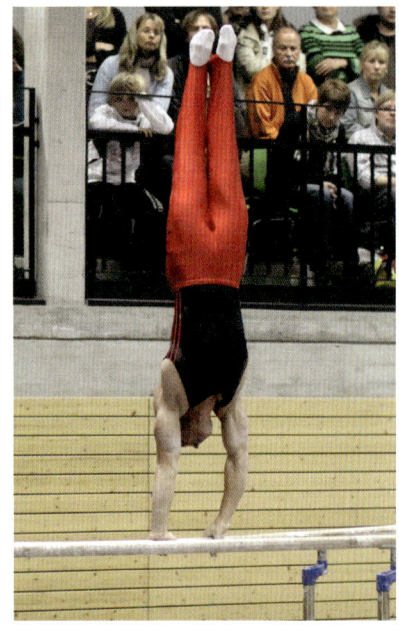
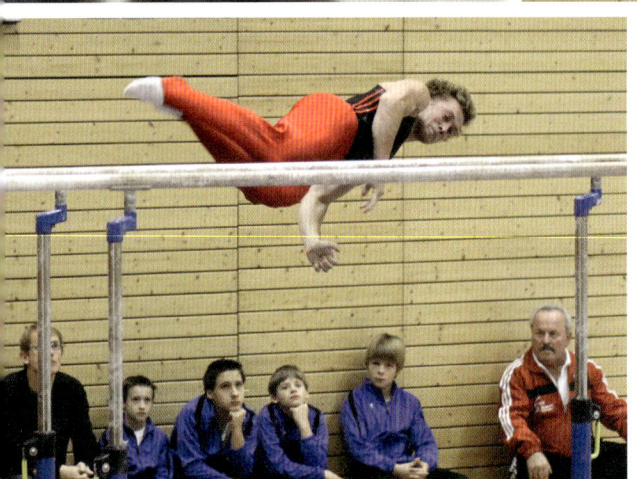
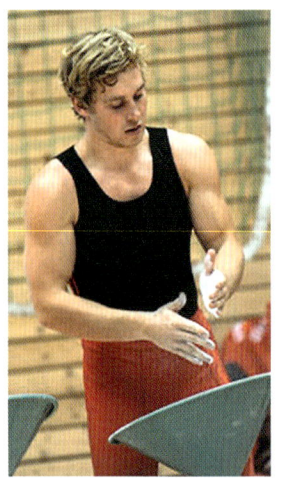
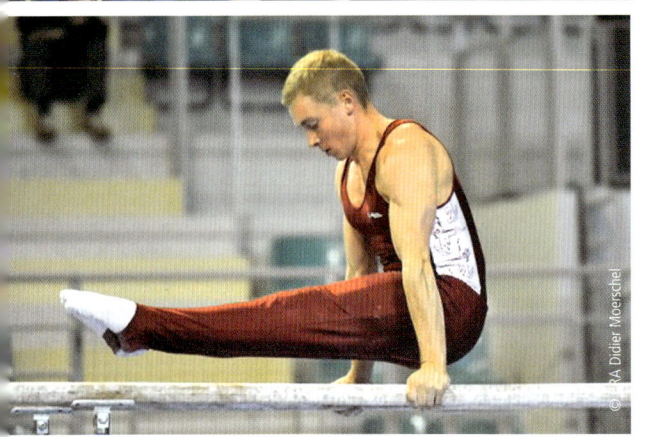

Turnwettkämpfe
am Barren
und am Reck.

Auf dem Weg vom
Winkelstütz in den
Handstand.

© IRA Didier Moerschel

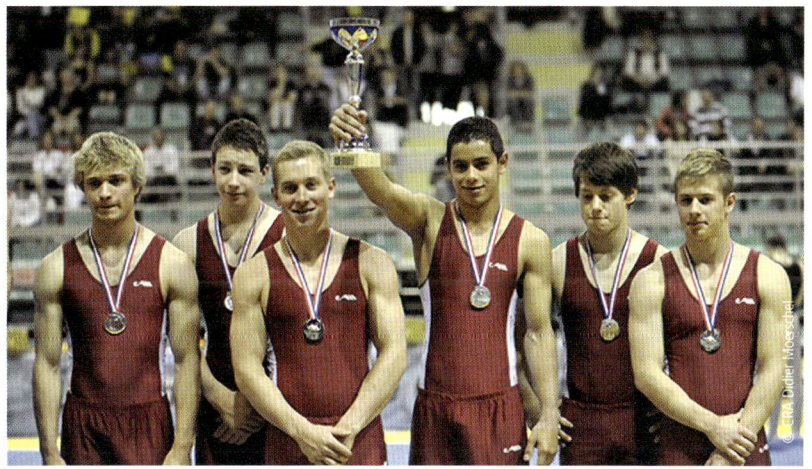

Mit Team Saint-Louis beim Finale der französischen Meisterschaft .

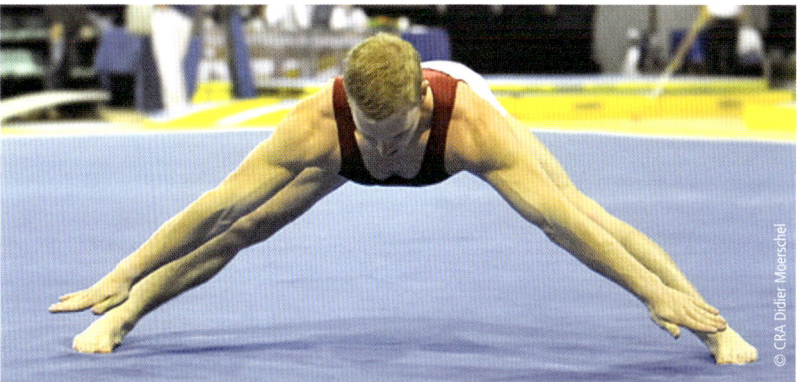

Wettkampf in Nantes (Atlantik) – kurz vor dem Kopfkreuz.

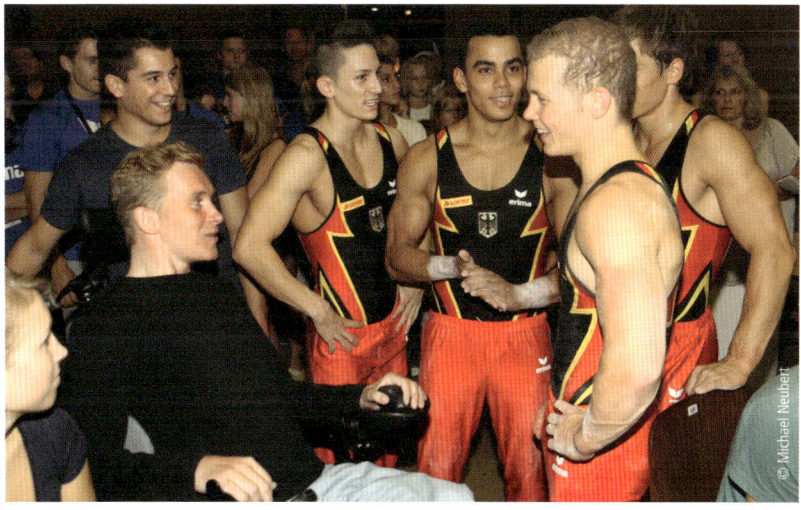

Mit Daniela und Gergö bei Fabian Hambüchen und anderen Nationalturnern.

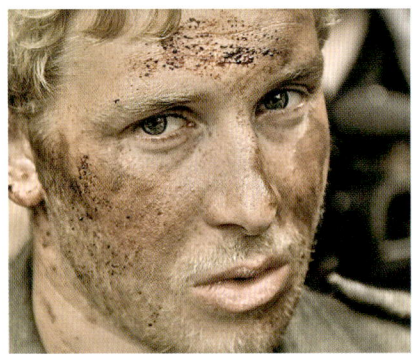
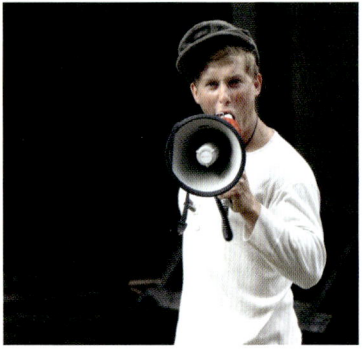

Dreharbeiten zu „4 Tage im Mai", Sommer 2010. Samuel arbeitet zunächst als Kinderbetreuer und steht hin und wieder auch in Wehrmachtsuniform vor der Kamera.

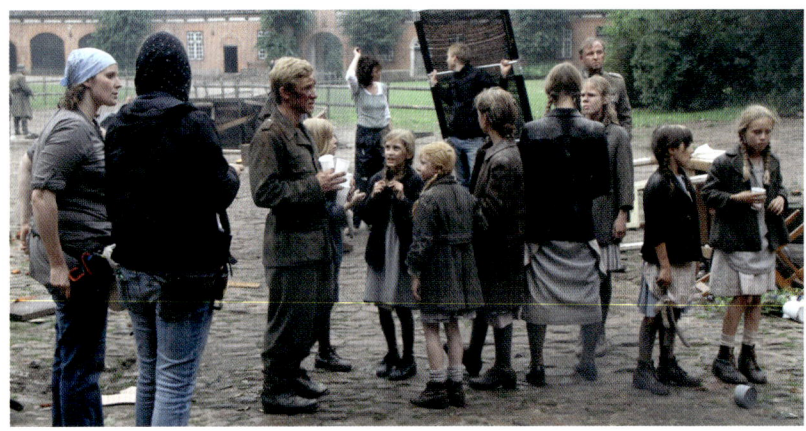

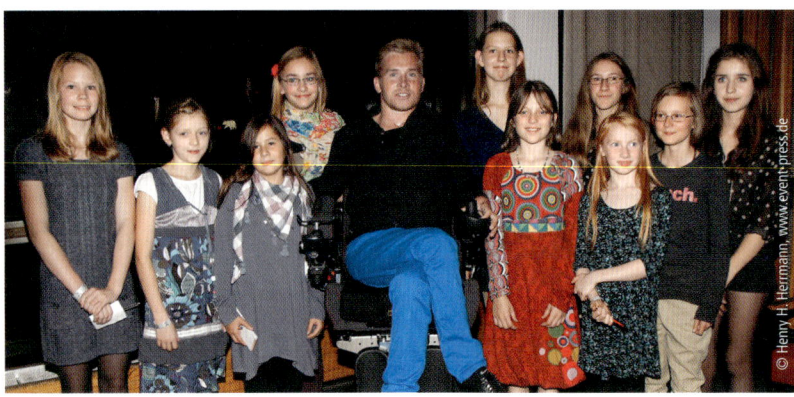

Die Gruppe kleiner Schauspielerinnen trifft er bei der Premiere des Films, ziemlich genau ein Jahr später, wieder.

Dabei merkte ich schon, dass es brenzlig werden würde. Das bestätigte sich beim ersten Probesprung über das stehende Auto. Plötzlich spürte ich, wie meine Stelzen wegrutschten. Ich kam nicht richtig zum Absprung – und krachte mit meinen Stelzen auf das nagelneue Auto, das das Team dort aufgestellt hatte. Nichts Ernstes passiert, vielleicht zwei, drei blaue Flecken.

Das schöne neue Auto hatte nun allerdings einige grobe Blessuren. War damit meine Wette geplatzt?

Das Team diskutierte mit mir. Skepsis. Konnte das denn überhaupt gehen? Hatte ich vielleicht den Mund zu voll genommen? Woran lag es, dass es nicht geklappt hatte? Ich zeigte wieder auf den Hallenboden und sagte: „Wir brauchen einen griffigeren Untergrund, damit ich genug Halt für den Absprung kriege."

Also: Ein anderer Bodenbelag musste her. Doch woher sollte der so schnell kommen? In der Vorhalle wurden wir fündig. Hier war der Boden nicht so glatt und glänzend wie im Innenraum. Dafür war die Decke reichlich niedrig. Wir maßen alles aus; es reichte gerade so. Mir war klar, jetzt ging es um die Wurst. *Wenn der Sprung jetzt noch mal danebengeht, kannst du dich mitsamt deinen Stelzen und deiner komischen Wette vom Acker machen.*

Solche Gedanken schossen mir durch den Kopf, während ich zum zweiten Mal an diesem Tag meine Stelzen anschnallte. Sorgfältig kontrollierte ich nochmals den Sitz der Stelzen. Prüfte den Boden, ob er wirklich genug Halt gab. Maß mit sorgsamen Schritten die optimale Distanz zum Sprung aus. Konzentration. Ein Stoßgebet, ein Psalmvers.

Dann sprintete ich los. Sprang ab. Die Stelzen krallten sich in den Boden. Und diesmal schwebte ich mit einem hübschen Salto über das Auto. Es bekam keinen weiteren Kratzer ab.

Jetzt war das Staunen groß. Jubel, Pfeifen, Klatschen von den Zuschauern. „Eine geile Nummer!", rief jemand aus dem Publikum. „Okay!", sagte einer aus der ZDF-Crew. „Der Junge kann es wirklich!"

Jetzt wusste ich: Meine Wette war von „Wetten, dass..?" akzeptiert worden. Die Planung konnte weiterlaufen.

Vorgeplänkel

Eine der nächsten „Wetten, dass..?"-Sendungen fand in Hannover statt. Die Redakteurin schenkte mir zwei Karten. So konnte ich mit Chris, der mir bei der Vorbereitung der Wette half, live von Anfang an die Show erleben, in der ich bald selbst eine Rolle spielen sollte. Zudem konnte ich schon mal Kontakte zur Vorbereitungstruppe, zum Aufnahmeleiter und zum Requisiteur knüpfen. Mit Letzterem hatte ich besonders oft zu tun. Er hat für die Wette 70 Meter Leichtathletik-Tartan bestellt. Damit wurde dann der Boden in der Düsseldorfer Messehalle ausgelegt, damit ich nicht ins Rutschen kam.

Auch wenn man das nicht glaubt: Bürokratie gehörte ebenfalls zu „Wetten, dass..?" So gab es einen Kandidatenfragebogen sowie eine Beurteilung der Wette durch einen TÜV-Gutachter, außerdem musste ich in aller Form einen Lebenslauf einreichen. Natürlich legte das ZDF Wert darauf, dass der TÜV unsere Wette abgenommen hatte; auch die eigens vom Sender beauftragten Sicherheitsingenieure hatten die Wette geprüft und waren zu dem Schluss gekommen, dass sie zu verantworten sei. Die Ampel stand also auch von dieser Seite aus auf Grün.

Meine erste Vorstellung der Wette klingt angesichts dessen, was hinterher daraus wurde, eher putzig. Sie sollte ursprünglich aus meiner Sicht gerne einen optisch witzigen Charakter haben. Die Reihenfolge der zu überspringenden Fahrzeuge hatte ich mir in den ersten Überlegungen so vorgestellt: Fahrrad, Motorrad, Golfcart und schließlich als größter Brocken ein Kleinwagen, wie etwa ein Smart. Doch diese Idee wurde schnell verworfen. Wie ich heute weiß, wäre das Überspringen von Personen ohnehin nicht gestattet gewesen.

Natürlich wollte das Team von „Wetten, dass..?" die Show so attraktiv wie möglich gestalten. Und ich wollte ebenfalls keine seichte oder langweilige Nummer abliefern. Nach einigen gemeinsamen Überlegungen wurde klar, dass die Wette auf einem höheren Level einsteigen sollte. Und so kam es schließlich zu der

Frage: „Kannst du nicht auch einen VW-Bus schaffen? Ist das möglich oder nicht?"

Möglich ist natürlich alles – wenn man genügend trainiert und bereit ist, diesen Mehraufwand zu leisten. Mit dieser Frage hat man mich unwissentlich, aber als Volltreffer an einer empfindlichen Stelle meines Unterbewusstseins erwischt.

Also sagte ich: „Ich weiß es nicht. Das muss man ausprobieren."

Wir organisierten einen VW-Bus und probierten den Sprung in meiner Trainingshalle in Hannover. Schnell stellte sich heraus, dass er nicht mit vernünftigem Aufwand und ausreichend sicherer Wiederholbarkeit zu machen war.

Die Reaktion des Teams war professionell: „Okay, wir schicken dir mal einen Geländewagen. Dann versuchst du es halt mit dem!"

Ja, der Auftritt bei „Wetten, dass..?" war eine Herausforderung, die mich reizte. Ja, das Geld, das ich als Wettkönig verdient hätte, hätte ich sehr gut gebrauchen können. Ja, ich wollte den Leuten auch etwas von dem mitgeben, was mir wichtig ist, wenn ich da vorn stehe, und dies war eine große Chance dazu. Und schließlich: Ja, ich bin harmoniebedürftig und konnte immer schon schlecht Nein sagen. Schon gar nicht zu einer sportlichen Herausforderung. Zudem hatten nun schon so viele Leute so viel Zeit in dieses Projekt investiert, die ich nicht enttäuschen wollte. All das führte dazu, dass ich jeglichen Unmut gegenüber dem erhöhten Trainingsaufwand schnell wieder von mir schob.

Eine besondere Vater-Sohn-Zeit

Die Vorbereitung der Wette hatte Höhen und Tiefen. Ich spürte, je länger das Ganze dauerte, immer häufiger Unlust. Mein Studium in Hannover hatte begonnen und ich war in einer tollen Gruppe von Kollegen und Dozenten angekommen, zum ersten Mal in meinem Leben richtig. Sprechen, Rollenarbeit, Bewegung,

Singen, Tanzen, Reiten, Fechten standen auf dem Programm. Meine Kommilitonen und ich wuchsen in extrem kurzer Zeit zu einer überraschend innigen Gemeinschaft zusammen. Eine richtige kleine Schauspielfamilie.

Trotzdem – die Wette rückte in den letzten Wochen vor der Sendung immer mehr in den Vordergrund, obwohl ich mich eigentlich lieber ausschließlich um mein Studium gekümmert hätte. Hier in Hannover lag so viel Zukunft vor mir, auf die ich mich freute!

Ab und zu wurde in mir die Frage laut: „Ist das überhaupt noch so wichtig, was du dir da vorgenommen hast?" Immer mal wieder verließ mich die Motivation, weitere Mühe in die Wettvorbereitung zu investieren. Es war einfach zu viel Zeit, die ich da reinstecken musste; sehr viel Organisatorisches und Bürokratisches blieb an mir hängen.

Auch die Detailfragen zum Wettablauf nahmen überhand: Welcher Hersteller liefert den Bodenbelag aus welchem Material? Wie konnte man den Anlauf auf ein Minimum reduzieren? Stimmt die Gummimischung an den Füßen der Stelzen? Wo genau mussten die Markierungen angebracht werden? Das alles nervte und musste trotzdem sein, damit ich mich auf die Sprünge konzentrieren konnte.

Doch es gab auch wirklich coole Momente, die diese Gedanken verscheuchten. Einer dieser Momente: Als ich gerade in der Hochschule war, meldete sich ein Spediteur im Auftrag des ZDF auf meinem Handy: „Sind Sie Herr Koch?"

Ich bejahte, und wir trafen uns an der Tür. „Unten steht ein Autotransporter, da sind Autos für Sie drauf. Hier sind die Schlüssel, bitte hier quittieren, das wär's dann. Wiederschauen!"

Das hatte natürlich was. Ich verteilte die Wagen an meine Freunde und Mitstreiter bei der Wette. Jeder musste für die Sendung mit „seinem" Auto üben. Ich selbst gönnte mir einen kleinen Luxus und fuhr für ein paar Tage mit dem Audi A8 durch die Gegend. Damals ein wunderbares Auto.

Tim Soltau (Freund und Filmstudent in Babelsberg):

Samuel war für mich schon lange vor dem Zeitpunkt, als er mich für die Wette mit ins Boot geholt hat, ein Wahnsinnstyp, der eine unglaubliche Energie ausstrahlte, umtriebig, irgendwie rastlos war, gleichzeitig aber auch die Ruhe zu lieben schien. Er ist unvorstellbar nett und hilfsbereit zu allen Menschen, und das auf eine natürliche Art, die ich vorher nie so erlebt habe.

Ich könnte noch Tausende Beispiele dafür nennen (unabhängig von der ganzen Wettgeschichte), dass ich noch nie einen Menschen wie ihn getroffen habe. Er reißt einen einfach sofort mit! Natürlich ist er ein bisschen verrückt und veranlasst einen häufig dazu, den Kopf zu schütteln, doch ich kann mich daran erinnern, dass er mich manches Mal eines Besseren belehrt hat, wenn ich dachte: „Nee, Samuel, also das geht beim besten Willen nicht." Ich hatte immer das Gefühl, diesen Menschen unglaublich gut zu kennen und ihm 100 % vertrauen zu können.

Ich glaube, er hat mich extrem dazu gebracht, ganz grundlegend über mich selbst und meine Art und Weise, mit Menschen umzugehen, nachzudenken. Ich kann eigentlich nur sagen, dass Samuel ein Spitzentyp ist und ich unglaublich froh darüber bin, ihn zu kennen.

Am Wochenende vor der Sendung berief ich ein letztes Trainingslager ein. Dieses war akribisch vorbereitet: Wir betrieben viel Videoanalyse und probten so lange, bis es uns langweilig wurde. Ich stellte noch mal klar: „Jeder fährt nur, wenn er sich hundertprozentig sicher ist und keinen Zweifel hat, dass alles perfekt ist. Jeder kann und soll jederzeit aussteigen, wenn er kein gutes Gefühl dabei hat." Ich hatte dafür gesorgt, dass in einem solchen Fall Ersatzfahrer bereitstanden.

Mein Vater hielt Wort, so wie ich es von ihm kenne. Er kam am Freitag angereist und fuhr den Audi, das vierte Auto.

Dieses Wochenende war für uns beide eine ganz besondere Zeit.

Mein Vater erzählt: „Zum Proben war ich nun als Vater zu Besuch bei meinem Sohn. Ich war sehr beeindruckt, wie umfassend Samuel dafür gesorgt hatte, dass alles für die anderen gut vorbereitet war. Er hatte extra einen Raum angemietet, Obst stand auf dem Tisch, alles war perfekt organisiert. Das war ein sehr emotionaler Moment für mich, ein echter Rollentausch: Ich war Gast in seiner Wohnung, er bereitete das Frühstück zu, er sprach das Tischgebet. Ich merkte, mein Sohn war erwachsen geworden. Ich konnte ihn jetzt ganz in die Selbstständigkeit entlassen. Er brauchte mich nicht mehr."

Die letzten Tage vor der Wette

Zur Vorbereitung wurde uns am Donnerstag vor der Wette ein extra Trainingstag ermöglicht, um die Halle und die Bedingungen in Düsseldorf kennenzulernen. Allerdings würde an diesem Tag kein fester Ansprechpartner für uns zur Verfügung stehen.

Tatsächlich war in der Halle schon einiges los, alle standen unter Zeitdruck. Wir mussten uns zunächst mit provisorischen Markierungen und Überfahrmarken selbst helfen. Andere Anforderungen, mit denen wir schlicht nicht gerechnet hatten, kamen hinzu: Wir mussten selbst den Bodenbelag mit einem Hubfahrzeug zum Training schaffen, uns um Klebe- und Absperrband bemühen, hatten keine Markierungsgegenstände und behalfen uns mit Papierkörben.

Das alles wurde zum Glück dann noch rechtzeitig vor der Sendung vom „Wetten, dass..?"-Team professionell vorbereitet.

Wir alle hatten noch nie bei einer so großen Live-Sendung mitgemacht und wussten nicht genau, was uns erwartete. Wie es da so zuging, war vor allem den Fahrern unbekannt, und in dem großen ZDF-Team gab es viele Ansprechpartner, was die Kommunikation erschwerte.

Die volle Konzentration auf die Vorbereitung, die wir eigentlich geplant hatten, gelang uns nicht so recht. Wir machten uns beispielsweise Gedanken darum, ob das Benzin in einem der Autos überhaupt ausreichen würde. Dabei war das alles längst organisiert und ein Mitarbeiter des ZDF dafür zuständig, dass alle Wagen am Samstag mit exakt der erlaubten Anzahl von Litern betankt und auf Hochglanz poliert waren.

Abgesehen von meiner Aufregung wegen der Wette habe ich mich unter den vielen Film- und Fernsehschaffenden sehr wohl gefühlt. Auch außerhalb der Messehalle hatten wir es in Düsseldorf sehr lustig miteinander.

Eine weitere Hürde

Alle meine Übungssprünge hatte ich mit Autos absolviert, die ein durchgehend geschlossenes Dach hatten. Wenn sie ein Schiebedach hatten, war dieses während der Sprünge geschlossen. Der Grund dafür ist einleuchtend: Falls ich zu knapp über ein Auto sprang, konnte ich mich schnell noch mit den Händen abstützen und so unbeschadet meinen Flug fortsetzen. Tatsächlich habe ich das bei meinen Übungssprüngen mehrfach gemacht.

Im Audi A8, dem längsten der fünf Autos, den mein Vater fuhr, installierte die Regie vor der Sendung eine Kamera. Sie sollte durch das geöffnete Schiebedach filmen.

Ausdrücklich betont mein Vater, dass dieser neue Aspekt, mit dem wir uns vorher nicht hatten auseinandersetzen können, für ihn bei der Erfüllung der Wettaufgabe keine Rolle spielte: „Ich möchte betonen, dass der Kameramann in meinem Fahrzeug kein Problem für mich und meinen Fahreinsatz war. Ich konnte ihn völlig ausblenden. Bei den Proben war ich nach jedem Sprung und anschließendem Halt jedes Mal von Neuem überrascht, dass hinter mir noch jemand aussteigt!"

Viele gute Gründe

Der Auftritt bei „Wetten, dass..?" sollte der Abschluss meines wenig strukturierten Lebens der letzten drei Jahre sein. Über Mundpropaganda wurde mir vermittelt, dass meine Chancen, Wettkönig zu werden, sehr gut standen. Das weckte in mir die Hoffnung, dass ich mich bald nicht mehr mit so vielen unterschiedlichen Jobs beschäftigen müsste. Fünf Sprünge sollten mich von meiner Zeit der Experimente in die Zukunft katapultieren. So gesehen würde der Auftritt bei Thomas Gottschalk eine erwünschte Zäsur sein. Ein Wendepunkt.

Noch einmal ging ich alle Aufzeichnungen durch. Das Timing. Die Autos. Die Eigenheiten jedes Anlaufs und Sprunges. Was die Sprünge anging, war ich mir meiner Sache so sicher, dass ich mich nun mit so wichtigen Themen beschäftigte, wie, welche Schutzkleidung ich anziehen sollte, in welcher Hose mein Hintern nicht so fett aussah, ob die Farbe des Helms zum Rest passte und was die Fahrer tragen sollten.

Am meisten beschäftigte mich noch die Frage, was ich während der Liveshow im Gespräch mit Thomas Gottschalk und Michelle Hunziker sagen sollte und wie. Sollte ich einfach nur meine Freunde grüßen oder mehr?

Vergessen wir mal, dass ich als Wettkönig im Falle eines Sieges auf einen Schlag den Großteil meines Studiums hätte finanzieren können. Und vergessen wir unsere Vorfreude auf die Aftershow-Party mit Gottschalk, Hunziker, Otto Waalkes, Sara Nuru, Cameron Diaz und den anderen wichtigen Menschen.

Dann blieb für mich noch ein Grund, diesen Auftritt durchzuziehen: Ich hatte die Wunschvorstellung, die Gelegenheit zu nutzen, um vielleicht noch einige Sätze zu sagen, die man nicht unbedingt in so einer Unterhaltungssendung erwartete, nämlich darüber, was mir sonst noch wichtig ist im Leben. Nach wie vor wusste ich nicht, was genau und wie ich es sagen sollte, und beschloss dann, das einfach zu improvisieren.

Ich hatte mir vorher oft die Frage gestellt: Ist der Auftritt bei „Wetten, dass..?" nicht der falsche Rahmen für so etwas? Schließlich ist das bloß Klamauk, Show, Entertainment, schlichte Unterhaltung. Sicherheit in meiner Entscheidung gaben mir die Gespräche mit Freunden. Sie bestärkten mich: „Du hast eine Begabung dafür, Menschen zu unterhalten, also nutze sie!"

Generalprobe

Schließlich kam der Freitagabend, der 3. Dezember 2010. Am nächsten Tag sollte mein Auftritt stattfinden. Während meiner Generalprobe wurden noch Lichteinstellungen angepasst. Nach dieser Pause, in der meine Muskeln abkühlten, ließ ich den letzten Sprung über den BMW-Geländewagen aus. Mein Vater und ich gingen früh ins Hotel in Düsseldorf. Er schlief schlecht.

Am Samstagabend standen wir in der Messehalle bereit. Die Halle brummte. Wir waren voller Vorfreude.

Zwei Stunden vor Sendebeginn wurde ich gefragt, ob man die Polster, die zum Waschen der Autos entfernt worden waren, auf dem Mini, dem Audi und dem BMW weglassen könnte, da sie unschön aussähen und ich sie ja bisher auch nicht gebraucht hätte.

Da ich zu diesem Zeitpunkt keine Diskussionsthemen brauchte, die meine Konzentration störten, und keine unnötigen Mühen machen wollte, sagte ich: „Klar."

7. Aufwachen

Für mich war es nach dem Unfall Nacht. Was geschah in der Messehalle in Düsseldorf bei „Wetten, dass..?", nachdem ich mit dem Kopf auf dem Audi aufgeprallt war?

Mein Vater hat bei der Analyse, die er zwei Wochen später über die Vorgänge verfasste, eine wissenschaftliche Definition von zwei Experten zitiert: „Ein Sturz ist ein unvorhergesehenes und ungeplantes Ereignis, das den Betroffenen aus liegender, sitzender oder höherer Position mit Kopf, Rumpf oder Gliedmaßen auf den Boden oder einen Gegenstand aufschlagen lässt." Und weiter: „Der Sturz ist ein multifaktorelles Geschehen, das von inneren (in der Person gelegenen) und äußeren Faktoren (des Umfeldes) ausgelöst wird. Zumeist führt nicht ein einzelner Grund zum Sturz, sondern es wirken mehrere Faktoren zusammen."

60 Millisekunden

Gert Peter Brüggemann ist Professor für Biomechanik an der Kölner Sporthochschule. Er untersuchte im Auftrag des ZDF und mit Billigung meiner Eltern den Unfallhergang und stellte fest: „Es muss die Situation des Absprungs als Ursache des Fehlverhaltens herangezogen werden."

Nach seinen Untersuchungen stellte sich der Unfall folgendermaßen dar: Während der Drehung meines Saltos bin ich mit dem Kopf für etwa 60 Millisekunden ans Autodach gestoßen. 60 Tausendstelsekunden! Das ist rund eine Zehntelsekunde, ein Wimpernschlag. Doch das reicht aus. Denn die Kraft, die nach den Berechnungen des Sportmediziners bei dieser minimalen

Berührung auf mein Genick eingewirkt hat, beträgt 450 Newtonmeter. Das ist die 4,5-fache Belastung, mit der ein Monteur die Radmutter eines Autos festschraubt. „450 Newtonmeter kann kein Wirbelgelenk wegstecken", sagt Brüggemann.

Er attestiert mir, ich sei sofort beim Aufprall bewusstlos gewesen und unkontrolliert weitergeflogen. Das Dumme dabei: Die Bodenmatte, auf der ich aufprallte, hatte ich ja extra rutschfest gewählt. Deshalb konnte aber mein Helm nach dem Aufprall ebenfalls nicht gleiten und so die Energie aus dem Sturz ableiten. So entstanden die schweren Verletzungen des ersten und letzten Halswirbels. Allerdings: Einen Schädelbruch hatte der Helm immerhin verhindert. So weit die Wissenschaft.

„Bei aller jugendlichen Begeisterung, die Samuel für seine Wette zeigte, kam er mir immer auch sehr besonnen und intelligent vor!", sagte Gottschalk in einem Interview zehn Tage nach dem Unfall über mich. „Wenn ich je den Eindruck gehabt hätte, hier ist jemand, der nicht weiß, was er tut, und nicht kann, was er will, dann hätte ich eingegriffen. Aber die gesamte Truppe einschließlich seines Vaters war bestens vorbereitet!" Und auf die Frage, ob er sich mit meinem Vater über das Risiko der Wette ausgetauscht habe, antwortete Thomas: „Wir waren uns einig: Lieber unterstützen wir auch die absurden Ideen unserer Kinder und begleiten sie dabei, als uns wegen solchen Diskussionen mit ihnen zu zerstreiten!"

Mein Vater schrieb einige Zeit später in seiner Zusammenfassung: „In der Natur eines Sturzes liegt es, dass immer mehrere Komponenten zusammenspielen. Ich sehe bei niemandem eine persönliche Verantwortung!"

Keine Schuldfrage

Wenn ich auf die Vorgänge zurückblicke, ist mir klar: Es gibt keine individuelle Schuld, keinen bestimmten Umstand, der mich auf den Wagen prallen ließ, der von meinem Vater gesteuert wurde.

Wie kam es dazu, dass ich zu flach sprang? Auch wenn ich noch so sehr in meiner Erinnerung krame – viel weiß ich nicht mehr von dem Sturz und den Sekunden davor. Erstens musste ich mich auf meine Sprünge konzentrieren und zweitens verursachte der Schlag auf den Kopf wohl einige bewusstlose Momente.

Alles gesehen haben aber meine Eltern, meine Geschwister, meine Freunde, die zur Unterstützung angereist waren. Meine Mutter, die in der zweiten Reihe im Publikum saß. Mein Vater, der den Audi steuerte. Meine jüngeren Geschwister Rebecca und Jonathan, die neben meiner Mutter saßen und Schilder schwenkten. Meine Schwester Elisabeth, die als Au pair-Mädchen in Oslo war und vor dem Fernseher ihrer Gasteltern der Wette entgegenfieberte. Thomas Gottschalk und Michelle Hunziker, die neben meiner Sprungbahn standen. Bei dem, was nun geschah, bin ich auf ihre Aussagen angewiesen.

Mein Vater war am dichtesten dran. Er nahm den Absprung noch wahr. Dann: „Ein Knall, als Samuels Kopf die Dachkante berührte. Ein Poltern, als sein regungsloser Körper auf dem Boden aufschlug. Ich bin vielleicht noch zehn Meter gefahren", erinnert sich mein Vater. „Dann habe ich angehalten und gewusst: Es ist etwas Schreckliches passiert."

Mein Vater handelte wie in Trance. Er brauchte ein paar Sekunden, um sich zu besinnen. Dann stieg er aus dem Wagen und ging langsam auf die Menschentraube zu, die sich um mich gebildet hatte – Ersthelfer, Ärzte, Sanitäter, Menschen aus dem ZDF-Team, mit denen ich vor einer halben Stunde noch hinter der Bühne gewitzelt hatte.

„Ich konnte das Entsetzen in der Halle körperlich spüren. Es mischte sich mit meinem eigenen", erzählt mein Vater.

Was er nicht bemerkte, war, was auf den Rängen geschah: Menschen schlugen sich die Hände vor den Mund. Starrten mit aufgerissenen Augen auf die Bühne. Fielen sich in die Arme oder gar in Ohnmacht. Begannen zu schluchzen.

Alles kam meinem Vater in diesem Augenblick vor wie aus Watte – seine Bewegungen, die Bilder, die auf ihn einströmten, die Erinnerungen. „Ich habe mich zu Samuel hingekniet und gesehen, dass er aus der Nase blutete. Nur ganz wenig. Sonst hatte er keine sichtbaren Verletzungen. Er war wach. Öffnete die Augen. Sah mich an und sagte zu mir: ‚Papa, ich will wieder laufen können!‘“

Er weiß heute nicht mehr, was er mir darauf geantwortet hat.

Jemand fasste meinen Vater bei der Schulter, deutete auf meine Mutter, die etwas abseits stand und schluchzte. Er möge sich um sie kümmern, für mich wären die Ärzte da. „Ich bin zu Marion gegangen, habe sie umarmt, doch ich konnte sie nicht beruhigen“, erinnert sich mein Vater. „Daraufhin bin ich wieder zu Samuel geeilt, der immer noch am Boden lag, mittlerweile mit einer Halskrause versehen.“

Ärzte und Sanitäter bereiteten mich für den Transport vor. Mein Vater suchte wieder nach meiner Mutter, konnte sie erst nicht finden. „Ich habe kein Wort mehr herausbekommen“, sagt er. „Wildfremde Leute wollten sich um mich kümmern, redeten auf mich ein. Was sie zu mir sagten, weiß ich nicht mehr.“

Meine Mutter und mein Vater wurden von Ärzten betreut und aus der Halle geführt. Sie wollten ihnen etwas zur Beruhigung geben, doch beide lehnten ab: „Ich brauche einen klaren Kopf, kein Beruhigungsmittel“, sagte meine Mutter.

Mein Vater wollte zurück zu mir und ging in Richtung Halle. „Da habe ich verhaltenes Klatschen gehört und war zuerst irritiert“, erinnert er sich. Als er in die Halle zurückkam, erfuhr er den Grund für diesen Applaus: Thomas Gottschalk hatte die Sendung wegen des Unfalls abgebrochen. Zum ersten Mal in 30 Jahren „Wetten, dass..?“

Meine Schwester Elisabeth saß in Oslo vor dem Fernseher, als es passierte. „Ich bin aufgesprungen, habe aufgeschrien, als ich den Aufprall sah“, erzählt sie. „Dann bin ich in Tränen ausgebrochen. Ich wusste doch nicht, was mit dir los war!“

Die Handys sämtlicher Familienmitglieder waren überlastet. Erst nach zwei Stunden erreichte Elisabeth endlich meine Eltern, die ihr erzählten, wie es mir mittlerweile ging. Ihre Gasteltern buchten ihr noch in derselben Nacht einen Flug zurück nach Deutschland. Am nächsten Tag stand sie an meinem Bett in der Intensivstation der Düsseldorfer Unfallklinik.

Meine Mutter erlebte den Unfall als Zuschauerin in der Halle. Sie hatte ein Schild in der Hand mit meinem Namen darauf. Zusammen mit meinen beiden jüngeren Geschwistern und meinen Freunden feuerte sie mich an und zitterte bei jedem Sprung.

„Ich habe die ganze Zeit nach dem Aufprall nur gebetet und gefleht: ‚Bitte, Gott, mach, dass er am Leben bleibt! Bitte mach, dass er nicht tot ist!'", erzählt sie. „Als Samuel auf dem Boden aufprallte, hörte ich diesen dumpfen Knall. Dann lag er regungslos da. Da wusste ich es schon: Er hat sich das Genick gebrochen. Ich betete und stammelte immer wieder: ‚Bitte, bitte, mach, dass er am Leben bleibt!'"

Diesmal ist es ernst

Ich habe schon viele Stürze erlebt und einige Unfälle glimpflich überstanden. Etwa, als mein Roller mit einem Auto kollidierte und ich 15 Meter weit über die Straße flog. Oder beim Snowboarden, als ich mich eines Tages bei einer Schussfahrt über eine Klippe verirrte und in die Tiefe stürzte, von Schnee und Tannenzweigen erst kurz vor dem Aufprall auf einem Felsen gnädig gebremst.

Böse erwischte es mich 2007 beim Training in einer Turnhalle in Frankreich. Ein Flugteil am Barren brach ich ab und landete statt wie üblich mit dem Rücken auf der Matte auf dem Hinterkopf. Dabei schaffte ich es noch, mir mein eigenes Knie vors Auge zu hauen. Mit einem vermeintlichen Veilchen dachte ich: *Schnell wieder rauf auf den Barren, bevor du zu viel Respekt vor dem Teil bekommst.*

Noch bevor ich das Teil wiederholen konnte, lief mir Blut aus der Nase. Wieder brach ich ab, um diese zu säubern. Beim Versuch zu schnäuzen jedoch entwich die Luft statt durch die

Nase durch die Augenhöhle. Blut sprühte aus meinem Auge, es quoll hervor und fiel beinahe aus der Höhle. Jetzt war klar, ich musste ganz schnell ins Krankenhaus. Der Befund: Jochbein- und mediale Orbitafraktur. Das heißt, die Verbindungswand zwischen Nasenhöhle und Augenhöhle war gebrochen.

Zwei Wochen musste ich damals in der Klinik bleiben, zehn Wochen hatte ich Nies- und Schnäuzverbot, über ein Vierteljahr hätte ich nicht zum Training gedurft.

Ich habe solche Erfahrungen unter dem Motto eingeordnet: „Man erntet, was man sät!" Meine Eltern haben nie die dämliche Erziehungsphilosophie vertreten, uns ängstlich zu ermahnen: „Fall nicht!" Im Gegenteil – sie haben uns immer lieber ermutigt als gebremst und zugelassen, dass wir aus den Konsequenzen unseres Tuns lernten. Manche Erfahrung muss man eben selbst machen, und ich war meist überraschend glimpflich davongekommen.

Dieses Mal war es etwas anderes. Dieses Mal war es ernst. Sehr ernst. Für mich ging es nach dem Unfall um Leben und Tod.

„Das Sicherheitspersonal fuhr unsere Familie in die Klinik", erinnert sich Papa. „‚Er lebt!'", sagten die Ärzte uns dort. Darüber waren wir froh. Samuels Schauspielkollegen und Freunde, die wegen der Wette angereist waren, trafen auch ein. Schließlich durften wir zu ihm. Er war wach. ‚Es tut mir so leid, Papa', sagte Samuel, und: ‚Du bist der beste Papa der Welt.' Diese Szene hat mich bis ins Mark getroffen, ich werde sie nie vergessen."

Ich weiß noch, wie ich hektisch durch Krankenhausflure geschoben wurde. *Wie in schlechten Filmen*, dachte ich. Ich sah die Lichter an der Decke über mir vorbeisausen. Mein Papa lief neben mir her, hatte seine Hand auf mir.

Was war geschehen? *Ach du Schreck, Papa, das war nicht deine Schuld!*, dachte ich. In diesem Moment habe ich fast bereut, dass ich ihn überhaupt gebeten hatte, bei der Wette mitzumachen. Ich wollte jetzt, hier, sofort klarstellen, dass ihn keine Schuld trifft, dass alles zwischen uns in Ordnung ist. So gut es in dieser Situation ging, umarmten wir uns heulend und hofften, dass alles irgendwie gutgehen würde.

„Wir waren in diesem Augenblick unsicher, wie bedrohlich Samuels Zustand wirklich war", sagt mein Vater. „Einerseits war er ansprechbar und konnte sich sogar bewegen, andererseits offenbarten die Untersuchungen, wie schwer seine Wirbelsäule verletzt war."

In einer ersten Operation wurde der gebrochene siebte Halswirbel mit den anliegenden Bandscheiben entfernt und durch einen Titankäfig ersetzt, der am sechsten Hals- und ersten Brustwirbel befestigt wurde.

Zu diesem Zeitpunkt konnte wohl niemand absehen, wie sich diese Verletzung auf mein ganzes Leben auswirken würde. Meine Mutter als gelernte Krankenschwester hatte Fachwissen und Erfahrung genug, um sich heftig vor dem zu fürchten, was mir drohte – doch sie wollte nicht noch mehr Unsicherheit verbreiten und hielt lieber still. So schwankten meine Eltern zwischen Hoffnung und Angst.

In den ersten 40 Stunden hatte ich noch Gefühl in meinem Körper. Ich konnte meine Arme und Beine bewegen, die Hände benutzen. Bis zum Montag besaß ich weitgehend noch Kontrolle über meinen Körper.

Der Arztbericht beschreibt mich beim Aufnahmestatus im Schockraum der Klinik als „wach, ansprechbar ... Hirnnervenstatus ohne pathologischen Befund, jedoch mit leichten Lähmungserscheinungen der Beine. Am linken Arm zeigt sich eine Faustschlussschwäche". Der Bericht bescheinigt mir zudem ein „sensibles Defizit" sowie „stärksten Nackenschmerz".

Kein Wunder: Der erste und der letzte Wirbel der Halswirbelsäule waren unter der Wucht des Aufpralls geborsten; ein Splitter aus dem 7. Halswirbel hatte die Halsschlagader aufgeschlitzt. Das gerinnende Blut löste Thrombosen aus, in deren Folge ich zwei kleine Gehirnschläge erlitt.

Eine fatale Ereigniskette

Um weitere Schlaganfälle zu verhindern, beschloss man, mein Blut zu verdünnen. Ein gerinnungshemmendes Präparat wurde mir verabreicht. Das verdünnte Blut sickerte in die zerstörten Wirbelkanäle ein und drückte das Rückenmark immer stärker zusammen. Die Einblutung begann buchstäblich, meinen Lebensnerv abzuschnüren.

Am Montag stieg die Lähmung meinen Körper hoch. Mittags hatte ich das Gefühl, zu ersticken; die Einblutung drohte das Atemzentrum lahmzulegen. Am Abend schließlich fiel dann die Entscheidung zur Operation: Sie sollte den Druck auf das Rückenmark verringern und die Chance eröffnen, dass meine verloren gegangenen motorischen Fähigkeiten zurückkehren könnten.

Später stellten mir Orthopäden Fragen zu diesem Ablauf, die mich verunsicherten: Wurde die Operation wirklich zum bestmöglichen Zeitpunkt angesetzt? Wäre sie früher erfolgt, hätte sie den Druck auf das Rückenmark vielleicht eher reduzieren können und wäre womöglich noch rechtzeitig erfolgt, um mir die Herrschaft über meinen Körper zu bewahren. Doch ob es wirklich so gekommen wäre, das kann im Nachhinein niemand mehr sagen. Und ich kann sowieso nichts mehr daran ändern.

Eine Notgemeinschaft

Während all dieser Vorgänge wichen meine Eltern und Geschwister fast nie von meiner Seite. Und ebenso wenig meine Freunde. Noch heute rechne ich ihnen sehr hoch an, was sie in diesen ersten beiden Tagen in Düsseldorf getan haben.

„Sie haben etwas ganz Einfaches gemacht", sagt mein Vater. „Sie waren nämlich da."

Spontan versammelten sich meine Freunde in der Eingangshalle der Universitätsklinik. Sie redeten miteinander, sie weinten, sie beteten, sie sprachen meinen Eltern Trost zu. Sie kümmerten sich um meine Geschwister. Ebenso spontan beschlossen sie, die Nacht über bei meinen Eltern zu bleiben, nicht von ihrer Seite zu weichen.

„Da lernte man den Unterschied zwischen professionellem Hotelpersonal auf der einen und den Menschen dahinter auf der anderen Seite kennen", erzählt mein Vater.

In dem Hotel, in dem meine Eltern in der Nacht des Unfalls und in den folgenden Nächten untergebracht waren, wurden die Zimmermädchen und Portiers zu Engeln. „Sie machten für uns alles möglich, sogar ein spontanes Matratzenlager für all die Freunde, für die es eigentlich gar kein Zimmer mehr gab und die dennoch nicht wegwollten", sagt mein Vater. „Das hat uns sehr berührt!"

Meine Freunde aus Hannover holten sich die Erlaubnis der Schauspielschule, auch am Montag bleiben zu dürfen.

„Am Sonntagvormittag hatte Thomas Gottschalk unsere ganze Familie auf sein Hotelzimmer eingeladen", erzählt meine Mutter. „Er sagte uns, wie nahe ihm das alles ging. Zum Abschluss wollte er mit uns das Vaterunser beten, da wir ja ‚sehr fromm' seien, wie er meinte. Also haben wir zusammen gebetet. Na ja, mehr geholpert, aber wir haben miteinander für Samuel gebetet! Thomas Gottschalk hat uns damals versprochen, dass er alles für Samuel tun möchte, was in seiner Macht steht. Wir haben bis heute Kontakt."

Die Nähe und Anteilnahme anderer tat uns allen gut. Mein Onkel kam mitten aus seiner Arbeit durch halb Deutschland angereist, um mich zu sehen, für mich zu beten und in meiner Nähe zu sein. Genauso wie Freunde meiner Eltern.

Mein Vater erzählt: „Es war Sonntag, der fünfte Dezember, mein Geburtstag. Wir kamen gerade von Samuels Bett auf der Intensivstation. Und da standen plötzlich Hartmut und Bärbel im Wartezimmer! Die Presse hatte uns da noch gar nicht gefunden, niemand wusste, wo wir waren. Aber unsere alten Freunde haben sich einfach auf eigene Faust zu uns durchgefragt!" Sofort fielen sich alle in die Arme und hielten sich fest.

Auch bei den Mahlzeiten blieb die verschworene Gemeinschaft aus Familie, Freunden, Helfern und Unterstützern stets zusammen. „Es ging um mehr als Nähe und gemeinsames Fühlen", sagt mein Vater. „Wir waren wirklich im Leid vereint." Ein Stück Geborgenheit, Wärme, hemmungslose Nähe. „Wir waren besten Gewissens distanzlos, niemand musste jemandem etwas vorspielen", beschreibt er diese emotionale Ausnahmesituation. „Wir waren nur noch echt. Selbst ein Mitarbeiter des ZDF saß heulend auf dem Boden. Der Arme war abgestellt worden, um sich um uns zu kümmern."

Und wirklich wich der Mann meinen Eltern nicht mehr von der Seite. Er war überall mit dabei. Meine Mutter nennt ein Beispiel für den unaufdringlichen Hilfseinsatz: „Er ist die ganze Woche über mehrmals am Tag unaufgefordert losgegangen und hat Essen besorgt. Dann gab es im Hotelzimmer Pizza für alle oder was eben sonst aufzutreiben war."

„Ich fühlte mich manchmal ein bisschen an das erste Abendmahl erinnert", sagt mein Vater im Rückblick auf die Mahlzeiten, die die Gruppe stets gemeinsam einnahm. „Eine lange Tafel. Sehr still. Auch vom Sender kamen zwischendurch Menschen und schwiegen mit uns. Es tat gut, dass sie da waren."

„Wenn alle Menschen so zueinander wären, dann wäre alles perfekt auf der Welt!", sagte mein Vater einmal in der Rückschau auf diese Tage und die Welle der Hilfsbereitschaft, die uns entgegenschlug.

Science Fiction auf der Intensivstation

Es gab für mich keinen einzelnen, klar festzumachenden Moment des Aufwachens. Ich wechselte zwischen Dämmerzustand und Erwachmomenten, und alles kam mir total surreal vor. Ständig schien draußen Nacht zu sein wie in einem düsteren Science-Fiction-Film.

Erst später habe ich erfahren, dass in meinem Zimmer auf der Intensivstation alle Scheiben abgedunkelt waren, damit kein Fotograf von außen hereinknipsen konnte.

Ich war umgeben von künstlichem Licht, das mir in meiner Wahrnehmung und meinem Zustand extrem grell erschien. Dieses Licht blieb Tag und Nacht gleich, sodass ich jedes Zeitgefühl verlor.

Die Menschen, die um mich herumwerkelten, waren mit Haube, Kittel und meist Mundschutz versehen. Gesichtslose Gestalten umgaben mich, machten unangenehme und schmerzhafte Sachen mit mir, wie zum Beispiel mit ca. 30 Zentimeter langen Kanülen in meiner neuen Körperöffnung (dazu später mehr) unten am Hals herumzustochern. Das löste einen Würge- und Hustenreiz aus, der wiederum half, Schleim aus den Lungen zu befördern, der dann weggesaugt wurde. Hätte ich gewusst, dass diese Prozedur mich noch mehrere Wochen quälen würde, wäre ich gleich nach Hause gegangen. Wenn ich gekonnt hätte.

Zu allem Überfluss und um meine Verwirrung perfekt zu machen, nannten die Menschen in meiner Umgebung mich „Simon Schmitz". Auch hierfür war der Grund die übermäßige Neugier der Presse, aber auch das konnte ich ja nicht ahnen. Meine sehr eingeschränkte Körperwahrnehmung trug zusätzlich zu meiner Verwirrung bei.

Es war eine vollkommen fremdartige Situation, ich kapierte gar nichts mehr. Ich hatte im wahrsten Sinne des Wortes das Gefühl, im falschen Film zu sein.

Schon wenige Stunden nach meinen Unfall hatten Journalisten versucht, sich Zugang in das Datensystem der Düsseldorfer Universitätsklinik zu verschaffen und dort illegal Details über meinen Gesundheitszustand zu ergattern. Die Vorsichtsmaßnahme mit dem falschen Namen mussten wir auch noch nach meiner Verlegung in das Schweizer Paraplegiker-Zentrum in Nottwil aufrechterhalten. Es war sogar so, dass selbst manche der Ärzte anfangs nicht wussten, wer ich wirklich war.

Die Tarnung war perfekt. Auf meinen Stützstrümpfen, auf

meinem Bett, auf meinen Akten, auf den kleinen Tabletten-kästchen, überall stand auf den Aufklebern zu lesen: „Simon Schmitz". So stand mein zweites Leben plastisch vor mir. Noch nicht einmal meinen Namen hatte es mir gelassen.

Ich will atmen!

In den ersten Tagen durchlebte ich medikamentenindizierte Träume, die sich mit der Realität vermischten. Es ist komisch: Ich habe mich in der Düsseldorfer Klinik in den ersten Tagen viel alleingelassen und hilflos gefühlt, obwohl fast ständig jemand aus meiner Familie bei mir war. Wahrscheinlich konnte ich meine Begleiter nur nicht richtig wahrnehmen, da ich ja fixiert, mit dem Blick starr nach oben, im Bett lag. Gefühlt habe ich stundenlang um Hilfe gerufen, doch ich hatte keine Stimme. Ich rang nach Luft.

Selbst heute schälen sich nur Schlaglichter aus dieser Zeit aus meiner Erinnerung. Durch die Lähmung, die Medikamente und den Schock hatte ich wohl jedes reale Raum- und Zeitgefühl verloren. Ich hatte manchmal sogar das Gefühl, dass ich getrennt von meinem Körper im Raum stehe oder schwebe und meine Eltern von oben sehe. Meine Schwestern und mein Bruder waren ebenfalls da, daran kann ich mich vage erinnern. Erst als ich in Nottwil war, wurde meine Wahrnehmung allmählich wieder klarer.

„Wir haben Samuel nur dann verlassen, wenn er in Richtung Operationssaal geschoben wurde", sagt mein Vater. Meine Eltern ließen mich nicht aus den Augen, versuchten, mir Nähe und Trost zu vermitteln.

Ein übler Moment war, als der Halofixateur in meinen Kopf geschraubt wurde, um meinen Nacken absolut ruhigzustellen. Die Köpfe von Ärzten, Mechanikern und Pflegern über mir, alle mit Masken. Sie schraubten gemeinsam das Ding in meinen Kopf. Mein Schädel dröhnte und brummte. Ich spürte Schmerzen, die mir das Gehirn wegzusprengen schienen. Bohrer- und

Schraubgeräusche in mir. Ich wollte schreien. Aber ich konnte nicht. *Ich spüre, ich werde irgendwo festgeschraubt. Am Boden einzementiert. Ich kann mich nicht bewegen!* Vor Schmerzen und Erschöpfung verlor ich mal wieder das Bewusstsein.

Die Lähmung steigt auf

Als sich meine Lage am Montag zuspitzte, drängte ein Anästhesist: „Bevor wir Samuel am Ende noch notoperieren müssen, lasst uns vorsorglich einen Luftröhrenschnitt machen." Das hatte einen guten Grund: Bei einer so großen Operation muss der Patient intubiert und beatmet werden. Bei der ersten OP war das durch eine Beatmungsmaske umgangen worden. Und zum Intubieren muss man den Hals überstrecken – keine gute Idee bei jemandem, der ein gebrochenes Genick hat. Der Anästhesist setzte sich durch. Zum Glück, denn ich hätte die wenig später erfolgte Not-OP sonst vermutlich nicht überlebt. So aber wurde als Vorsichtsmaßnahme ein Luftröhrenschnitt gelegt, dessen Narbe noch heute unten an meinem Hals zu sehen ist.

Wie ich ihn erhielt, habe ich noch teilweise in Erinnerung. Glaube ich zumindest. Immer wieder verband mein Gehirn das, was ich träumte, mit dem tatsächlichen Erleben. So mischt sich in meinem Unterbewusstsein auch der Luftröhrenschnitt mit Eindrücken einer Personalweihnachtsfeier an der Universitätsklinik in Düsseldorf, an der ich vielleicht zum Eingriff hin vorbeigeschoben wurde. In meinem Albtraum fügte mir eine attraktive HNO-Ärztin mit einem Kugelschreiber schreckliche Schmerzen zu. Das kam mir sehr real vor, ich weiß aber bis heute nicht, was da überhaupt passiert ist.

Man muss sich die Situation folgendermaßen vorstellen: Ich lag auf dem Rücken, mein Kopf fest fixiert. Ich konnte nicht husten. Ich konnte mich nicht bewegen. Und dann dieses Gefühl, keine Luft mehr zu bekommen, die Angst zu ersticken. Panikattacken. Und ich konnte mich nur mit den Augen äußern.

Ich konnte nicht mehr richtig einatmen, nicht mehr ausatmen. Ständig spürte ich die Panik weitersteigen: *Jetzt ersticke ich gleich!* Ich rief tonlos: *„Hilfe! Ist denn keiner da? Kann mir keiner helfen? Ich kriege keine Luft mehr! Ich ersticke!"* Ein Albtraum, aber real.

So grausam die Prozedur für mich war: Sie rettete mir wohl das Leben. Als klar war, dass ich tatsächlich notoperiert und damit künstlich beatmet werden musste, war der Kanal für die Beatmung schon gelegt. Ohne ihn hätte ich wohl nicht überlebt.

Mein Zustand spitzte sich 40 Stunden nach dem Unfall weiter zu. Die Einblutungen nach der Blutverdünnung drückten immer mehr auf mein Rückenmark. Die Lähmung stieg hoch. Erst wurden die Beine taub. Dann konnte ich meine Arme nicht mehr spüren und bewegen. Als Nächstes drohte die Atmung zu versagen.

Am Montagabend klingelte bei meinem Vater das Telefon: „Der Zustand von Samuel hat sich verschlechtert. Wir müssen jetzt notoperieren. Wir haben keine andere Chance!"

„Das war der schlimmste Tag", erinnert sich mein Vater, „der schlimmste überhaupt. Marion, die Kinder, die Freunde und ich, wir alle saßen zusammen auf dem Hotelbett, als der Chefarzt anrief und sagte, sie würden dich jetzt operieren!"

Meine Eltern spürten mehr, als dass sie wussten: Bei dieser Operation ging es um Leben und Tod. „Wir haben alle zu diesem Zeitpunkt noch nicht wirklich begriffen, was da alles mit Samuel geschah", sagt mein Vater. „Wir waren über seine Verletzungen informiert worden, ja. Aber was sie alles für ihn und seine Gesundheit bedeuteten, das blieb für uns an diesem Montag noch wie in einem Nebel verborgen. Auch was die Operation genau bedeutete, wie groß die Risiken waren und was sie Samuel bringen würde, war uns unklar. Wir konnten alle nur vertrauen."

Doch das war nicht einfach. „An diesem Abend war für uns erst mal das Ende dessen erreicht, was wir verkraften konnten, und wir brachen zusammen. Im Hotel heulten wir die Kissen voll und wurden dann irgendwann vom Schlaf übermannt."

Dann kam der Dienstag früh nach der Operation: „Wir sind gleich zu Samuel auf die Intensivstation", erzählt mein Vater. „Er war sehr abgeschirmt. Wegen des Medienandrangs wurde die Station zum Hochsicherheitstrakt. Ein Pfleger guckte durch die Tür und sagte, er dürfe nichts sagen. Das war für uns ein weiterer Schock. Warum durfte er nichts sagen? Das konnte doch nur das Schlimmste bedeuten …? Als er unsere entsetzten Gesichter sah, merkte der Pfleger wohl, was wir dachten, und da sagte er: ‚Die Operation hat Samuel gutgetan!' Das war erst einmal eine gute Nachricht."

Schwebezustand

Sieben Tage und Nächte war ich in der Düsseldorfer Universitätsklinik.

Einer der Pfleger hieß Mattis und war so alt wie ich. Mattis war es, der mir das beste Glas Wasser meines Lebens gegeben hat – nämlich das erste, das ich nach der künstlichen Ernährung der ersten Tage und dem Luftröhrenschnitt trinken durfte. Ich weiß noch genau, was es für ein herrliches Gefühl war, als es meine ausgetrocknete Kehle hinunterfloss, und wie es schmeckte – schön kalt, klar, dezente Kohlensäure. Einfach unvergesslich.

Mattis hat sich unglaublich rührend um mich gekümmert. Wir beteten zusammen, er blieb länger und kam früher, um für mich da zu sein. Er zeigte mir Fotos von seiner kürzlich geborenen kleinen Tochter, deren Patenonkel ich heute sein darf. In diesen sehr dunklen ersten Tagen war Mattis für mich wie ein Engel.

Was die Ärzte in diesen Tagen feststellten, bescherte mir und meiner Familie eine Achterbahnfahrt aus Hoffen und Bangen. Der Entlassungsbericht der Düsseldorfer Ärzte schloss noch recht hoffnungsvoll: „Seit dem 9. 12. 2010 zeigt sich eine langsam wiederkehrende Sensibilität zunächst im rechten Arm … dann in beiden Armen. Seit dem 10. 12. 2010 bemerkten wir eine minimale motorische Reaktion während passiver physiotherapeutischer Übungen im rechten Arm und Bein … Es zeigen sich deutliche Hinweise auf beginnende Wiederkehr der Willkürinnovation und Sensorik."

Das Wort „gelähmt" fiel zwar nie, aber ich hatte ein super ekelhaftes Gefühl, mal so, als ob mein ganzer Körper in irgendwas eingepfercht wäre, dann wieder, als ob er durch die Luft flöge oder als ob sich mal mein Bein, mal mein Arm woanders im Raum aufhalten würden, verbunden mit so krassen Schmerzen, dass ich keine Möglichkeit fand, damit klarzukommen. Ich konnte ja nicht strampeln oder aufspringen und dem Schmerz davonlaufen.

Menschen, die Gliedmaßen verloren haben, berichten von Phantomschmerzen in dem Bein oder dem Arm, der ihnen abhandengekommen ist. Mich peinigte dieser Schmerz am ganzen Körper zugleich.

Natürlich gab es beruhigende wissenschaftliche Erklärungen für alles. Mehr als genug Erklärungen, und immer wieder aktualisiert. So sagten mir die Ärzte zu Beginn der Behandlung: „Du befindest dich in der spinalen Schockphase, das Rückenmark ist zurzeit angeschwollen. Es wird wieder abschwellen."

Die Prognosen dehnten sich von Nachricht zu Nachricht. Erst hieß es: „Es wird wohl eine Woche dauern, bis die Schwellung nachlässt!" Dann hieß es, es dauere wohl zwei Wochen, dann ging es um sechs Wochen, dann acht, dann die ersten drei Monate.

Eines zumindest habe ich daraus gelernt: Niemand kann mir sagen, ob und wenn ja, wie viel von meiner Bewegungsfähigkeit jemals zurückkommt. Es kann sein, dass sich erst nach zwei Jahren etwas tut. Es kann auf einen Schlag geschehen. Oder in 30 Jahren. Oder nie.

Prof. Dr. P. (Düsseldorf):

Zwei Dinge sind deutlich unterschieden bei Samuel im Vergleich zu fast allen Patienten, die ich mit einer solch schweren Verletzung erlebt habe:

1. Samuel hat einen unglaublichen Blick für die Menschen um ihn herum, auch in dieser Situation, wo er extrem schwer verletzt war. Normalerweise wird die Wahrnehmung von Menschen in solchen Situationen ganz stark eingeengt, nur noch auf sich selbst bezogen. Bei Samuel war das komplett anders: Er war wach, zugewandt, trotz seiner schweren Verletzungen, als ich ihn sah. Er hat gesagt: „Wie geht es denn Ihnen, Sie sehen müde aus!" Das hat mich wirklich umgeworfen in dieser Situation. Sehr beeindruckend.

2. Was ihn ebenfalls deutlich unterscheidet: Er hat eine unglaubliche Willenskraft und Energie, etwas zu bewegen. Normalerweise sind Patienten in seiner Lage fast immer sehr, sehr depressiv und kaum zu motivieren, wenigstens die einfachsten Übungen zu machen, um vorwärtszukommen. Bei Samuel war es ganz anders, er hat protestiert, wenn die Krankengymnastin ging. Er wollte alles und konnte fast nichts mehr. Dieser Gegensatz war auch für Außenstehende extrem schmerzhaft. Samuel hat deshalb seine ganze Willenskraft aufgebracht, fast unbegrenzt geübt, nur um aus seinem Zustand aktiv etwas zu machen.

Samuel und seine Familie haben die unangenehme Situation, in dieser Lage mitten in der Öffentlichkeit zu stehen, hervorragend gemeistert. Es war auch für mich als sein Arzt ungewohnt und manchmal belastend, 20 bis 30 Journalisten vor der Tür der Intensivstation zu treffen. Auch seine Eltern haben mir durch ihre Deutlichkeit und Klarheit und ihre außergewöhnlichen Persönlichkeiten sehr imponiert.

8. Außer Lebensgefahr

Am 11. Dezember 2010 sollte ich nach Nottwil ins Schweizer Paraplegiker-Zentrum verlegt werden. Ich hatte extreme Schmerzen, die durch jede noch so kleine Erschütterung ins Unerträgliche gesteigert wurden. Selbst wenn nur jemand an mein Bett trat, schoss mir ein weißer Blitz durch den Nacken.

Die Aussicht auf das, was mich beim Transport erwarten würde, schreckte mich so ab, dass ich zum ersten Mal in meinem Leben selbst zusätzliche Schmerzmittel verlangte. Ich sagte zu Mattis: „Schieß mich ab!"

Als er beim Abschied weinte, merkte ich selbst erst, wie sehr er und das Klinikpersonal mir in so kurzer Zeit ans Herz gewachsen waren.

Durch den Hinterausgang wurde ich aus der Klinik geschmuggelt. Ein Krankentransport brachte mich zum Flughafen Düsseldorf. Von da aus ging es mit einem Flugzeug der deutschen Luftrettung nach Zürich. Dort wartete ein Hubschrauber der Schweizer Rettungsflugwacht REGA, der mich nach Nottwil bei Luzern flog.

Angekommen auf der Intensivstation in Nottwil konnte ich nichts Festes essen, weil allein schon die Kaubewegungen so schmerzhaft waren. Mein Vater schälte mir mit seinem Schweizer Taschenmesser Trauben, weil das Zerkauen der Schale zu sehr weh tat. *Das Schweizer Taschenmesser meines Vaters!* Mit sechs Jahren hatte ich von Papa mein erstes eigenes bekommen. Wie McGyver. *Absurdes Detail.* Ich lutschte eine schalenlose Traube und döste wieder weg.

Der Komplex des Schweizer Paraplegiker-Zentrums liegt direkt am Sursee mit Blick auf die Berge der Zentralalpen im Süden. Doch den Ausblick konnte ich in den folgenden Wochen nicht betrachten, weil ich auf der Intensivstation lediglich ein kleines Fenster zum Innenhof hatte, durch das ich aus dem Augenwinkel den Himmel sehen konnte.

Ich hatte vorher nur mitbekommen, dass ich jetzt in eine Art „Trainingslager" in der Schweiz komme, wo ich richtig hart rangenommen werden würde, um mich wieder fit zu machen. Darauf freute ich mich fast, denn das kannte ich ja: Training, Kämpfen, Schwitzen, an Grenzen gehen. Prima.

Damals wusste ich nicht, dass dieses Training kein herkömmliches Training sein würde. Sondern eines, das fast ausschließlich im Kopf stattfindet und bei dem der Körper kaum aktiv beteiligt ist.

Doch zunächst konnte von Training sowieso noch keine Rede sein. Ich war überwältigt von dem Schmerz, der mich nicht mehr losließ. Aus meinem Nacken hämmerten die Attacken durch meinen Kopf und überall dorthin im Körper, wo ich noch einen Rest an Gefühl besaß. Ohne Schmerzmittel konnte ich keine Stunde durchhalten.

Jeder, der ernsthaft Sport treibt, kennt Schmerzen. Doch das beste Mittel gegen jede Art von Schmerzen, das ich früher immer genutzt habe, stand mir nicht mehr zur Verfügung: Bewegung.

Bei Muskelkater, Krankheit oder Schmerzen war ich früher erst recht in die Turnhalle gegangen und hatte mich, entgegen manchem Vernunftverständnis, auf die Geräte gestürzt. Oder eben Laufschuhe an und ab in den Wald. Einige Schweißtropfen und Kilometer später hatte ich dann alle Beschwerden beseitigt oder zumindest ausgeblendet.

Ich sitze fest

Und jetzt? Ein Gestell war mit vier Schrauben in meinem Schädel fixiert. Ich konnte ihn keinen Millimeter drehen. Bewegung? Fehlanzeige. Alles, was ich noch tun konnte, war die Augen auf- und zuzumachen.

Es war grässlich, mich nicht bewegen zu können. Ich fühlte mich ausgeliefert wie eine Schildkröte, die auf ihren Rückenpanzer gerollt ist. Die nächsten sechs Monate, so hatten es die Ärzte vorgesehen, sollte ich nur auf dem Rücken liegend verbringen.

Ich meinte zu spüren, wie sich der Staub im Raum auf mir ablegte, und ich konnte nichts dagegen tun. Der Staub, der unendlich langsam, von den Sonnenstrahlen angeleuchtet und nur dadurch für mich sichtbar, durch mein Krankenzimmer schwebte. Ich schloss die Augen, damit die Staubkörner wenigstens nicht auf meinen Pupillen landeten. So lag ich da und ließ mich in meiner überreizten Fantasie vom Staub zudecken, begraben. *Vielleicht lässt der Staub mich ja verschwinden. Diesen Körper, der mich dazu zwingt, nur noch auf dem Rücken zu liegen. Der mir keine andere Lage mehr erlaubt.* Verzweiflung stieg in mir auf. *Mein Körper ist nur noch eine tote Hülle. Nutzlos, dass man ihn mit sich herumschleppt.*

Erst in Nottwil wurde mir zum ersten Mal wirklich die Brutalität der 60 Millisekunden bewusst, die mich hierhergebracht hatten. Als die Ärzte mir sagten: „Den Halofixateur müssen Sie ein halbes Jahr lang tragen!", da protestierte ich: „Das ist doch Quatsch, mein Semester läuft ja schon. Ich muss zurück zum Studieren!"

Später kam Bart de Kimpe, der Ergotherapeut. Er wollte einen Rollstuhl für mich anpassen, doch ich lehnte brüsk ab. Denn ich war felsenfest überzeugt: „Einen Rollstuhl? Den brauche ich nicht! Ich muss bald wieder ins Training!"

Zu meinem Vater sagte ich: „Papa, das war kein Unfall! Macht euch mal keine Sorgen. Das ist alles Teil eines großen Plans, und bald gehe ich wieder, so wie immer."

In der Anfangszeit in Nottwil habe ich einfach nicht geglaubt, dass es so ist, wie es ist. Die Erkenntnis sickerte nur ganz langsam in mein noch immer von Medikamenten benebeltes Gehirn. In der ersten Woche in Nottwil lag ich nachts allein da und dachte: *Es geht dir nicht gut. Okay. Du steckst halt noch mitten im spinalen Schock. Das haben dir ja die Ärzte in Düsseldorf erklärt.*

Aber dann wurden die Botschaften, die mein Bewusstsein erreichten, klarer und härter: *Samuel, du kannst dich nicht mehr bewegen. Du wirst nie wieder laufen können! Schlimmer geht's nicht.*

Heulen ist nicht mein Ding

In den ersten zwei Wochen nach dem Unfall war ich tapfer, zäh, zuversichtlich. Ich wollte doch wieder laufen können! Gebet und Hoffnung hielten mich aufrecht. Aber langsam drang die Wahrheit scheibchenweise in meine Gedanken und ich merkte, wie ich den Halt zu verlieren drohte.

Ich lag im Bett auf der Intensivstation in Nottwil. Es war Nacht. Zum ersten Mal nach dem Unfall weinte ich.

Es war eine Woche vor Weihnachten.

Heulen macht mir keinen Spaß. Es braucht schon einiges, bis bei mir Tränen fließen. Trocknen konnte ich sie nicht.

Was sollte ich tun? Die gewohnten Methoden, um mich abzureagieren, konnte ich nicht mehr nutzen. *Mein Gott, warum nimmst du mir ausgerechnet das, was mir im Leben am wichtigsten war, mich mit am meisten ausmachte?*

Mein Gebet wurde ungerecht. Ich rang mit meinem Bild von Gott und mit dem *Warum?* Ich dachte: *Es kann doch nicht sein, dass ich diesen Auftritt unter so eine hohe Führung stelle, und dann lässt mich diese Führungskraft derart im Stich!*

Und am meisten ängstigte mich die Sorge: *Was wäre, wenn Gott gar nicht will, dass ich wieder laufen kann?*

Meine Gedanken liefen Amok. Zerfaserten sich in absurden Szenarien, die in ihrem Tempo die Bewegungslosigkeit meines Körpers auszugleichen versuchten.

Es gab Augenblicke in diesen ersten Tagen in Nottwil, in denen ich anfing zu begreifen, warum Menschen verrückt werden. Ich war ja im wahrsten Sinne des Wortes in einem ver-rückten Zustand. Nichts war mehr so, wie es vorher war. Mein Leben war komplett zerlegt worden.

Vielleicht wäre ich in diesen Wochen Gefahr gelaufen, verrückt zu werden, wenn nicht meine Familie und meine Freunde da gewesen wären, die mich vor dem totalen Absturz bewahrten, indem sie mich ablenkten. Ich hatte depressive Gedanken, aber auch optimistische.

Absurderweise war ich manchmal überraschend gut drauf. Insgesamt erinnere ich mich, eher abwartend gedacht zu haben: *Schauen wir mal, was ist, wenn der spinale Schock abgeklungen ist.*

Mit „James" gegen die Panik

Sogar die Kommunikation war ein Problem. Denn auch im Schweizer Paraplegiker-Zentrum in Nottwil kann nicht Tag und Nacht jemand neben einem Patienten wachen. Die üblichen Rufgeräte, die über Tasten oder Schalter bedient werden, scheiden aus – ein Gelähmter kann ein solches Teil nicht bedienen. Doch die Schweizer sind ja ein erfinderisches Völkchen. Es gibt daher eine Spezialvorrichtung, damit die Patienten die Schwestern rufen können. Sie wird mit dem Mund bedient. Da sie eine Art Butler darstellt, trug sie den Namen „James".

„James" ist ein dünnes, spitzes Blasrohr, das an einem Stahlstativ über dem Gesicht des Patienten hängt und ihm über eine Saug-oder Blassteuerung die Möglichkeit gibt, Signale zu senden, die dann im Stationszimmer als akustischer Alarm aufschlagen – von denen es dort sowieso schon wimmelte. Auf der Intensivstation herrschte ein unvorstellbarer Lärmpegel, ständig piepste es irgendwo. Ich wurde gefragt: „Möchtest du saugen oder blasen?" Ich entschied mich für die Blassteuerung.

Viele meiner Mitpatienten schliefen mit diesem Kunststoffrüssel im Mund, weil sie Angst hatten, ihn ihm Schlaf zu verlieren und dann nicht wieder erreichen zu können, wenn sie Durst hatten oder andere Hilfe benötigten.

Ich habe das Ding nie gemocht. Klar, man fühlte sich damit sicherer. Es war in langen Nächten wenigstens die letzte Möglichkeit, mit der Welt da draußen zu kommunizieren. Aber für mich blieb „James" ein „Gesichtsfeldkerker". Denn es störte mich, dass das blöde Vieh mir ständig im Gesicht rumhing und zu sagen schien: *Die hören dich da draußen nur, wenn du mich benutzt! Ich bin wichtig!*

Auch hier machte ich die üble Erfahrung: *Du bist ausgeliefert.* Dennoch habe ich es mit der Zeit geschafft, mir den „James" wenigstens Stückchen für Stückchen vom Hals zu schaffen. Hing er anfangs gerade so dicht vor meinen Lippen, dass er sie berührte, habe ich es schließlich auf drei Zentimeter Entfernung gebracht.

Leben im Gestell

Bereits in Düsseldorf wurde das erste Mal der Halofixateur an meinem Kopf angebracht. Das ist ein Ring aus Metall, der den Kopf umschließt. An ihm befinden sich vier Pins, die zur Stabilisierung in die äußere Lamelle des Schädelknochens geschraubt werden. Die Pins gehen durch die Haut hindurch und sitzen auf der Schädeldecke. Der Ring ist weiterhin über Stäbe mit einem Korsett aus Kunststoff verbunden, um die Halswirbelsäule zu arretieren. Das Korsett besteht aus Brust- und Rückenplatte, verbunden mit Laschen zum Anpassen, und ist mit Lammfell gefüttert. Der Fixateur soll den Kopf ruhigstellen und stützen und so die Wirbelsäule entlasten, damit die Wirbelkörper wieder zusammenwachsen können. Die Brustweste stützt den Kopf und die Wirbelsäule von unten.

In Nottwil bekam ich immer noch schlecht Luft. Ich wurde daher weiterhin beatmet. Es fühlte sich schrecklich an, nicht selbst atmen zu können. Immer und immer wieder spürte ich Panik, Angst vor dem Ersticken, und es gab auch einige Gelegenheiten, bei denen es tatsächlich beinahe so weit gekommen wäre. Die Brustweste, die den Fixateur stützte, machte mir das Atmen noch schwerer. Die Ärzte entschieden sich deshalb, die Halterung des Fixateurs in meinem Kopf umzuschrauben und statt der Weste mit Gewichten zu arbeiten, die den Kopf nach oben zogen, um die Wirbelsäule zu entlasten und zu strecken. Fünf Kilo hingen an der Konstruktion.

Aus den Gesprächen mit den Ärzten erfuhren wir: Der oberste Halswirbel, Fachbezeichnung C1, umschließt als eine Art Unterlegscheibe das Rückenmark. Wenn man sich den C1 bricht und dabei das Rückenmark beschädigt wird, dann ist man normalerweise futsch. Das ist jedenfalls die häufigste Variante – Genickbruch, aus, Ende. Die zweite Möglichkeit: Man bricht sich den C1, ist nicht tot und behält auch keine Lähmung zurück, da das Rückenmark nicht beschädigt wurde. Solche Patienten gibt es auch – manchmal. Sie müssen bis zu eineinhalb Jahre mit einem Halofixateur herumlaufen, sind danach aber wenig beeinträchtigt.

Bei mir lagen die Dinge leider komplizierter: Der Wirbel C1 war gebrochen, hatte aber das Rückenmark nicht verletzt. Auch der Wirbel C7 war zerstört, doch auch dieser hatte das Rückenmark nicht gravierend beschädigt, sondern lediglich die Halsschlagader. Die Lähmung war erst durch die spätere Einblutung verursacht worden.

Mit der Halo-Methode sollte nun versucht werden, das Ganze „konservativ" wieder zusammenwachsen zu lassen. Hier prallten aber gegensätzliche Therapieziele aufeinander: Auf der einen Seite hätte ich mindestens vier bis sechs Monate streng auf dem Rücken liegen müssen, um den Bruchstücken die Chance zu geben, möglichst unbehelligt wieder zusammenzufinden. Am besten ganz ohne falsche Bewegung. Ein zweites Therapieziel aber stand dem entgegen: Ich sollte so früh wie möglich in Bewegung gebracht werden, damit die Körpersäfte wieder in Wallung geraten können, der Kreislauf wieder in Schwung kommt.

Wie sollte das nun in der Praxis aussehen? Platt auf dem Rücken zu liegen provoziert sehr schnell wunde Stellen. Also musste ich bewegt werden, trotz meines Fixateurs. Das passierte jeden Tag mindestens zweimal zur Körperpflege. Zu Beginn brauchte es vier Personen dazu. Zwei am Körper, eine mit Halsschienengriff und eine, die die Seilzugkonstruktion mitbewegte.

Die Schrauben, die in meinem Schädel verankert waren, übertrugen jede kleinste Erschütterung ohne Umwege direkt auf meine Knochen. Und zwar dahin, wo ich nicht nur etwas spürte, sondern noch schmerzempfindlicher geworden war als zuvor – in Kopf und Hals.

Jeden Morgen zum Waschen, jeden Abend zum Schlafengehen die gleiche Prozedur: Vier Menschen packten mich und drehten mich möglichst synchron und mit möglichst wenig Erschütterung herum. Das nannte sich „*En bloc*-Drehen" und brauchte Zeit. Bald begann es mir davor zu grausen, weil das Drehen trotz aller Vorsicht mit üblen Schmerzen verbunden war. Nach einigen Tagen war ich so perfekt konditioniert, dass ich schon bei der kleinsten Berührung des Betts zusammenzuckte. Dies war auch dadurch bedingt, dass meine restlichen Sinne wohl überreizt waren und auf alles extrem sensibel reagierten. Jedes unerwartete Geräusch erschien mir viel lauter als gewöhnlich und ließ mich zusammenfahren. Genau wie jede überraschende Bewegung in meinem Gesichtsfeld.

Trotz meines labilen Zustands wollten die Ärzte versuchen, mich zu mobilisieren. Das bedeutete: Fünf Mann hoben mich mitsamt Halofixateur und Gewichten in einen Rollstuhl, um mich für kurze Zeit in eine sitzende Position zu bringen. Die Schmerzen wurden dabei unerträglich. Die Pfleger versuchten mir mit Schmerzmedikation so gut wie möglich zu helfen. Das war einfach – in meinem Körper fand sich mittlerweile eine ganze Kollektion von Zugängen an beiden Armen und in der Brust. Es gab also genügend Möglichkeiten, mich mit dem Stoff zu versorgen, aus dem die Träume sind.

Das hat mit Sicherheit geholfen, zum Teil aber auch nicht. Das Ganze war ein geradezu absurder Aufwand, dazu noch die Verantwortung, die die Menschen trugen, die mich mitsamt meinem Maschinenpark in den Rollstuhl heben mussten. Dabei durfte ihnen kein noch so kleiner Fehler unterlaufen. Eine Unachtsamkeit, und weitere Verletzungen meiner Wirbelsäule hätten die Folge sein können.

Der Rollstuhl, in den ich gehievt wurde, hatte eine Spezialhalterung, in die mein Kopf mit dem Halofixateur sozusagen „eingehängt" wurde; ein Halskragen stützte meine Wirbelsäule zusätzlich. Die ganze Prozedur zog sich über eine halbe Stunde hin.

Schmerz, lass nach

Schon beim Ansatz zum ersten Versuch merkte ich, dass die Schmerzen meine Kräfte bei Weitem überstiegen. Der Intensivpfleger, der den Transport vom Bett in den Rollstuhl begleitete, hielt einen Schalter in der Hand. Eine sogenannte Bolus-Medikation, mit der er stoßweise Morphine, also starke Schmerzmittel, freisetzte, die ich gut gebrauchen konnte.

Mit solcher Art von Schmerzen umzugehen war eine bittere Lektion, die ich neu zu lernen hatte. Hatte ich in Düsseldorf noch gedacht, es ginge nicht schlimmer, so stellte ich in Nottwil fest: Steigerungen sind jederzeit möglich. Die internationale Schmerzskala schien nach oben unbegrenzt offen zu sein.

Beim zweiten Versuch der Mobilisierung verlor ich vor Schmerzen das Bewusstsein und war nicht mehr zurückzuholen. Meine Betreuer schlugen Alarm; die Sache war ihnen nicht geheuer. Sie schoben mich mitsamt Halofixateur in den Magnetresonanztomografen, kurz MRT genannt. Mithilfe dieser speziellen Durchleuchtungstechnik, die mit Radiowellen statt Röntgenstrahlen arbeitet, kann man kleinste Veränderungen im Inneren des Körpers sichtbar machen und, anders als beim ursprünglichen Röntgen, diese Abbildungen schichtweise vornehmen. Der Vorteil: Dabei kommt nur ein Bruchteil der Strahlenbelastung heraus, die beim herkömmlichen Röntgen entsteht. Der Nachteil der Methode: Die Röhre vibriert und hämmert, wenn man drin liegt.

Und ich trug leider diesen wunderbaren Resonanzkörper namens Halofixateur. Das Metall der Stützkonstruktion nahm minutiös jedes Klopfen und Vibrieren der Maschine auf und übertrug es zielgenau über die Schrauben, mit denen es in meinem Schädel montiert war, mitten in den Kopf und Nacken, was mich unsanft weckte. *Nein! Nicht noch mehr Schmerzen! Mein Schädel platzt! Meine Wirbelsäule explodiert! Ich gehe kaputt!!*

Ich hielt es einfach nicht mehr aus. Deshalb sprach ich mit dem Pflegepersonal ein Signal ab: Wann immer das Reißen, Pochen, Hämmern, Ziehen, Beißen in meinem Kopf und Nacken zu stark wurde, würde ich die Zunge herausstrecken, denn schreien konnte ich ja nicht, und das MRT-Gerät war ohnehin zu laut.

Der Halofixateur vibrierte die ganze Zeit weiter. Ich kann den Augenblick genau definieren: Bei dieser Untersuchung im MRT fühlte ich mich so, wie Ärzte das mit dem Begriff „präfinal" beschreiben würden. Auf gut Deutsch: Ich hatte zum ersten Mal das Gefühl, es geht mit mir zu Ende. Noch nie hatte ich mich Gott so nah gefühlt – oder so fern. Selbst die Pfleger fragten sich, ob ich die Prozedur überleben würde. Ich weiß noch, wie ich dachte: *Wo bist du, Gott? Hat das bald ein Ende? Wann bin ich im Himmel?*

Die Untersuchung ergab nichts Neues. Mein Bewusstseinsverlust war wohl eine Verbindung aus zu großen Schmerzen und dem Abdrücken der noch funktionierenden Halsschlagader durch den Stützkragen.

Raus aus dem Bett!

Ich hatte auch das überlebt. Mobilisationsstopp. Die Ärzte berieten sich, wie es nun weitergehen sollte. Das Ergebnis: Statt der angekündigten sechs Monate verbrachte ich insgesamt nur rund zehn Wochen mit dem Fixateur im Kopf.

Aus therapeutischer Sicht war das durchaus eine bemerkenswerte Entscheidung. Die gute Nachricht lautete, dass Kreislauf und Muskulatur etwas besser gestärkt werden konnten, was meinem Gesamtzustand helfen sollte. Die Kehrseite war: Wir gingen damit das Risiko ein, dass die Halswirbel zu wenig Ruhe zum Zusammenwachsen hatten.

Heute wissen wir: mein Kopf, befreit vom Halofixateur, drückte so stark auf die Wirbelsäule, dass er die Bruchstücke des Wirbels C1 während des weiteren Heilungsprozesses auseinandertrieb. Es blieb ein Spalt zurück, der die Stabilität des Knochens beeinträchtigte. Die Folgen ließen sich an den neuen Aufnahmen ablesen, die ich zu sehen bekam: Die Ärzte bestätigten mir, dass sich die C1-Bruchstücke weitgehend verabschiedet und damit keine Funktion mehr hatten. Das hatte zur Folge, dass mein Kopf direkt auf dem zweiten Halswirbel anstieß – was wiederum ständige Reizungen, eine gewisse Instabilität und eine permanente Schmerzquelle bedeutete. Keine unbedingt erfreuliche Situation.

Trotzdem, ich wollte endlich raus aus dem Bett! Davor aber stand noch ein Schritt: Erst musste der Fixateur abmontiert werden. Praktischerweise verbanden die Ärzte in Nottwil diesen Eingriff mit einem zweiten, der ebenfalls anstand.

Ob durch mein Sprechtraining vor dem Unfall, eine unsymmetrische Einblutung oder eben ein Wunder bedingt, zeigte mein Zwerchfell überraschend viel Eigenaktivität, sodass ich zum Erstaunen aller relativ bald wieder selbstständig atmen konnte. Nach einer skeptischen Testphase nur mit einem Platzhalter in der Luftröhre entschied man, den Luftröhrenschnitt wieder zu verschließen. Da dieser chirurgisch angelegt worden war, bedurfte das einer Operation. Ich wurde also in Vollnarkose gelegt, um beide Programmpunkte auf einen Schlag abzuarbeiten.

Der Fixateur wurde herausgeschraubt. Das Loch in meinem Hals zugenäht. Routine.

In den Tagen danach erhielt ich die übliche Blutverdünnung. Dabei hatte ich nicht nur kein Glück, es kam auch noch Pech dazu: Das verdünnte Blut bahnte sich einen Weg durch die frischen Operationsnähte und bildete einen großen Bluterguss an meiner Luftröhre, just an dem Loch, das gerade verschlossen worden war. Wegen des Hämatoms konnte ich den Halskragen nicht tragen, den ich eigentlich rund um die Uhr anhaben musste. Auch nach innen blutete es.

Es war Wochenende. Der HNO-Spezialist musste noch mal anrücken. Der Versuch, die Naht teilweise zu öffnen, damit das Blut abfließen konnte, misslang. Die Naht ging auf, und mir platzte im wahrsten Sinne des Wortes der Kragen. Was für eine Sauerei!

Diesmal wurde der Luftröhrenschnitt nicht wieder vernäht, sondern sollte mit der Zeit von selbst zuheilen.

Durch die Komplikationen war ich zu lange in einer Position geblieben und hatte mich wundgelegen. Deshalb wurde ich in ein Luftbett umgelagert, um weiteres Wundliegen zu vermeiden. So ein Luftbett kann ziemlich nervig sein, weil die ganze Nacht der Motor für das Gebläse läuft. Aber das war in diesem Moment meine geringste Sorge.

„Lieber Gott, bitte!"

Als der Halofixateur endlich weg war, vergingen nach dem Aufwachen nur knapp zwei Minuten, bis ich ihn mir sehnlichst zurückwünschte.

Was ich vorher unterschätzt hatte, war, dass ohne den Fixateur die Entlastung durch die 5 Kilo des Zuggewichts wegfiel und das Gewicht meines Kopfes nun auf die Halswirbelsäule drückte. Ich trug zwar einen Halskragen, aber der konnte meinen Nacken nicht ausreichend entlasten. Zwar waren einerseits die Beschwerden vom Fixateur und den Schrauben nun fort. Aber umso heftigere Schmerzen im Nacken nahmen unverzüglich ihren Platz ein, sodass ich mich nach dem Halo zurücksehnte.

Ich war oft verzweifelt, weil die Schmerzen nicht weggingen. Weil immer neue kamen. Meine Eltern wissen am besten, was für dunkle Zeiten ich durchlebt habe. Wie oft ich vor Schmerz ohnmächtig wurde. Wie sehr sie mich unterstützen mussten.

„Samuel hat wirklich schwerste Stunden hinter sich", sagt meine Mutter. „Er ist da nicht als Strahlemann durchgegangen. Das, was er an Leid und vor allem an Verlust durchlitten hat, würde jeden Menschen an die Grenzen seines Fassungsvermögens bringen!"

Meine Eltern und Geschwister stützten mich in dieser Zeit, indem sie da waren, meine Ausbrüche ertrugen und meine inneren und äußeren Qualen linderten, wo sie nur konnten. „Wir haben immer wieder mit Samuel gemeinsam um Linderung der Schmerzen gebetet", sagt mein Vater. „Und dabei hat er schon ziemlich mit Gott herumargumentiert. Samuel hat zum Beispiel gesagt: *Diese Schmerzen sind doch total unnötig! Sie nützen niemandem etwas. Sie nehmen nur die Kraft, das alles zu bewältigen. Geht's denn nicht auch ohne?"*

Diskutiert habe ich. Zwischendurch habe ich auch regelrecht um Hilfe *gefleht*. Denn ich weiß: Gott betreibt keine Bestellannahme für menschliche Wünsche und Forderungen. Und erst recht keine Reklamationsabteilung, wenn sie nicht erfüllt werden. Andererseits fordert er uns in der Bibel immer wieder auf, mit unseren Bedürfnissen und Ängsten zu ihm zu kommen, sie ihm hinzuhalten und darauf zu vertrauen, dass er etwas Gutes damit anfängt. Auch wenn das nicht unbedingt dem entspricht, wie wir es uns vorgestellt haben.

In diesem Spannungsfeld bewegte ich mich auch, und Gott hat mir nicht einfach die Schmerzen genommen. Ich spürte aber durchaus, dass ich mich nach diesen Gebeten immer ein Stück befreiter und ruhiger fühlte.

Die Rahmenbedingungen wurden erst mal nicht besser. Durch die neuen Komplikationen musste ich länger auf der Intensivstation bleiben, als ich gehofft hatte.

Wenn ich auf diese Phasen zurückblicke, ist es für mich selbst wirklich erstaunlich, dass ich nicht durchdrehte und auch nicht depressiv oder zornig wurde. In den ersten Wochen hat sich „Murphy's Law" an mir total ausgetobt: Ich hatte das Gefühl, dass alles, was schiefgehen konnte, schiefgegangen ist.

Für mich bedeuteten die ersten drei Monate in Nottwil eine extrem harte Schule. Solche Qualen hatte ich vorher noch nie aushalten müssen. Die Erfahrungen waren so grenzwertig und durch Medikamente getrübt, dass manches aus meiner Erinnerung gedrängt wurde. Selbst heute kann ich nicht begreifen, dass eine Verletzung, deren Ursache schon über ein Jahr zurückliegt, immer noch solche Schmerzen auslöst.

Therapiealltag

März 2011. Die ersten drei Monate in Nottwil waren vorbei. Sie waren mir vorgekommen wie drei Jahre. Aber nach dieser Zeit war immer noch nichts Greifbares da, was ich als Heilungsfortschritt hätte wahrnehmen können. Im Dezember hatte mein weltbester Physiotherapeut Hagen ein Zucken im Bizeps bemerkt, wo vorher nichts war. Immerhin. Doch damit war die Aufzählung der Fortschritte in den ersten drei Monaten der Rehabilitation schon komplett.

Hagen, ein kantiger Typ aus Leipzig, ging bei der Therapie jedes Mal ein bisschen mehr über meine Grenzen hinaus.

Nach einigen Monaten ließ er mich sogar ganz allein sitzen – natürlich nicht im wörtlichen Sinne, er half mir nur, eine Position zu finden, in der ich sitzend mein Gleichgewicht suchte. Eine wackelige Angelegenheit. Ich schwankte wie ein Bauklötzchenturm im Wind. Aber zumindest kippte ich nicht sang- und klanglos zur Seite, wie es mir anfangs passierte. Ein Fortschritt, immerhin.

Hagen schloss mich an die Elektro-Stimulatoren an, die auf die Arme geklebt werden. Sie leiten kurze elektrische Impulse durch die Muskeln, um sie zu stimulieren. Dabei führen die Stromstöße, so dosiert sie auch sind, zu manchen Zuckungen der Muskeln am ganzen Körper. Nicht immer ist das angenehm. Aber anscheinend bringt es etwas. Und wenn es etwas bringt, mache ich das gerne.

Hagen hatte wie alle zuerst großen Respekt vor meinen ungewöhnlichen Genickverletzungen. Doch wir einigten uns schnell darauf, mich zu quälen. Wir waren auf einer Wellenlänge und verfolgten unausgesprochen dieselben Ziele: Möglichst schnell möglichst viel Fortschritt und dabei gern auch mal neue Sachen ausprobieren. Hagens Mischung aus zupackender Zuneigung, medizinischem Wissen und reichhaltiger Erfahrung war genau das Richtige für mich. Die mittlerweile knapp 700 Therapieeinheiten mit ihm haben mir nicht nur körperlich gutgetan. Noch heute kommt er aus der Schweiz angereist, um den Physiotherapeuten vor Ort zu zeigen, wie sie mich anpacken müssen.

Der Blick in die Runde des Therapiesaals war nicht immer schön. *Es ist hart zu sehen, was die anderen alles können.* Kaum einer bewegte weniger als ich. Einige kamen gelähmt und gingen zu Fuß, während ich weiter nach Fortschritten lechzte.

Wenn ich irgendwo noch eine halbe Stunde Zeit dazwischenquetschen konnte, dachte ich: *Nur keine Gelegenheit verschenken. Ich könnte doch noch an das Handfahrrad ran und die halbe Stunde durchkurbeln, die Schultermuskeln trainieren.* Hagen unterstützte mich dabei, wo er konnte. Diese Muskeln waren es ja, derer ich mich jetzt vor allem bediente und mit deren Hilfe ich es schaffte, mein Repertoire an Bewegungen langsam zu erweitern.

Ein grotesker Kontrast zu dem Training, das ich früher als Turner absolviert habe. Doch jetzt geht es um viel mehr als die nächste Übung, den nächsten Wettkampf. Ich kämpfe um mich selbst. Um die Erhaltung und Erweiterung dessen, was ich noch kann. Um Freiheit und Selbstbestimmung.

Mehr als Freundschaft

Es fiel mir schwer, mich dem festgelegten Rhythmus im Krankenhaus anzupassen. Spätestens um 23:00 Uhr müssen Tetraplegiker wie ich eigentlich im Bett sein. Denn es ist besonders aufwendig, diese Patienten zu versorgen. Für die Zeit von 18:00 Uhr bis 23:00 Uhr gibt es deshalb eine Extra-Pflegekraft, den sogenannten „Nachtfalter".

Ging es nach den Dienstzeiten des „Nachtfalters", musste auch ich also spätestens um 23:00 Uhr im Bett sein. Die Schweizer sind ein korrektes Volk und haben da eine kuriose Rigorosität. Deshalb räumten die Schwestern auch die Tabletts pünktlich nach einer Stunde ab, selbst wenn ich noch nicht dazu gekommen war, etwas zu essen.

Anfangs versuchte ich, mich diesem Rhythmus anzupassen. Doch dann stellte ich fest: Der Tag reichte nie ganz aus. Morgentoilette, Frühstück, Physiotherapie erster Teil, Stehtraining, physikalische Therapie, dann Mittagessen. Danach ging es zur Ergotherapie, was jeden Tag etwas anderes bedeuten konnte: Bart de Kimpe, der Ergotherapeut, hatte ein breites Wissen auf den verschiedensten Gebieten. Da gab es den Armroboter oder die Elektrotherapie sowie die Auswahl und knifflige Anpassung diverser Hilfsmittel und Rollstuhlteile. Danach konnte ich zwischen Französischunterricht, Psychologie, PC-Kurs oder Eigentraining wählen, und später kam Physiotherapie zweiter Teil.

Dann war es meist schon 17:00 Uhr. Es folgten viele Besuche, viele Briefe und Pakete, ich trainierte mit dem Handfahrrad, tätigte dabei Telefonanrufe, checkte E-Mails, diskutierte über Medienanfragen. Und noch bevor ich dann ein persönliches Gespräch führen oder Wahllektüre genießen konnte, war es schon 23:00 Uhr! Die Konsequenz war: Es musste ohne die Hilfe des „Nachtfalters" gehen.

Doch wie sollten wir das organisieren? Meine Eltern, meine Geschwister, liebe Freunde standen sofort bereit und teilten sich fortan in einen Wechseldienst, der mir ermöglichte, bis tief in die Nacht noch mit dem Handfahrrad zu trainieren und die vielen Tausend Briefe und Mails, die mich bis zu diesem Zeitpunkt schon erreicht hatten, zumindest stichprobenartig zu überfliegen.

Außer meiner Familie haben mir viele wirklich gute Freunde mit all ihren Möglichkeiten, Rat und Tat zur Seite gestanden. Da gab es Chris, meinen besten Freund seit Sandkastenzeiten, mit dem ich schon die wildesten Dinge erlebt hatte und der auch jetzt trotz eigener Schwierigkeiten fast jeden freien Moment mit mir verbringt. Johanna und Sarah aus Hamburg, die mir sowohl über das Telefon als auch live an meinem Bett Gutenachtgeschichten aus der Kinderbibel vorlasen. Sepp, die treueste Seele weit und breit, den ich zu jeder Tages- und Nachtzeit anrufen könnte, wenn ich nicht immer warten würde, bis er es tut. Gergö, der wahrscheinlich am ehesten nachvollziehen kann, was es heißt, seinen immerzu sprudelnden Bewegungsdrang nicht ausleben zu können, und der mit mir auch deshalb noch nachts um 4:00 Uhr Krankengymnastik und Dehnübungen macht. Mein Schauspiel- und Glaubensbruder Jonathan, mit dem ich weinen und vor allem auch viel lachen kann. Mirjam, die keinen Flug aus Hamburg gescheut hat, um mit mir auch gewagte Expeditionen jenseits des geschützten Klinikumfeldes zu starten. Und vor allem Daniela, die mich im letzten Jahr besonders begleitet und selbstlos unterstützt hat.

Sie haben nicht nur die Nachtdienste übernommen, sondern machten mit mir Atemtherapie, halfen mir beim Zähneputzen, simulierten den Halo durch fachgerechtes Ziehen an Nacken und Kopf, wenn ich Schmerzen hatte, und außerdem lasen sie mir vor. Sie haben mich auch auf Konzerte, in Bars oder ins Casino geschleift und müssten für ihren Einsatz mindestens einen Gummipunkt verliehen bekommen.

So halfen mir Freunde und Familie dabei, jeden Tag mit meinem Pensum durchzukommen. Die Krankenschwestern in der Klinik waren meist dankbar für die Unterstützung. Und für mich war es eine große Erleichterung, dass ich nicht mehr auf den „Nachtfalter" angewiesen war.

Damaris (Pflegefachfrau in Nottwil):

Samuels Zimmer 308 war immer eine Oase für mich. Wenn mich die Hektik des Alltags zu überwältigen drohte, fand ich dort wieder zur Ruhe. Es war schon sehr eindrücklich, wie die Anwesenheit der Familie Koch eine Atmosphäre der Liebe und Geborgenheit in unsere Abteilung brachte. Dies wurde auch des Öfteren von verschiedenen Arbeitskollegen bemerkt und thematisiert.

Ich hörte Samuel nie murren oder schimpfen. Bestimmt hat er auch negative Emotionen gehabt, aber die hat er nie gezeigt. Er ließ sich trotz seiner schweren Situation nie hängen. Wir redeten oft über die schlimmen Ereignisse, doch am Schluss blieb immer die Zuversicht.

Samuel war immer freundlich und offen. Was mich sehr erstaunt hat, war sein Interesse am Befinden jeder einzelnen Person. Egal wer in sein Zimmer trat und ihn fragte, wie es ihm ging – nach kurzer Antwort blieb seine Rückfrage nie aus: „Und wie geht es dir heute, Damaris?" Das beeindruckte mich sehr. Er interessierte sich in seiner schweren Situation noch wirklich für andere. Daher ist es nicht verwunderlich, dass sein Freundeskreis so groß ist. Es verging kaum ein Tag, an dem er nicht von irgendeinem Freund oder Bekannten Besuch bekam.

Die Präsenz und der Zusammenhalt seiner Familie und seiner Freunde beeindruckten allgemein!

Auch die Schwestern haben mir vorgelesen. Überhaupt waren viele bereit, sich auf etwas unkonventionelle Ideen einzulassen, wofür ich sehr dankbar war. Eine meiner Lieblingsschwestern kam sogar einige Male meiner Bitte nach, das Bett umzupositionieren, um gemeinsam den Sonnenaufgang zu genießen.

Zu manchen der Schwestern und Pfleger entwickelte sich mit der Zeit ein tiefer, vertrauter Kontakt, der auch persönliche Themen nicht aussparte. Losgelöst von meinem Körper, dem ich früher so viel Aufmerksamkeit und Zeit gewidmet hatte, lag es nahe, das eine oder andere Gespräch mehr zu führen, welchen ich manchmal aber auch ausgeliefert war. Meist waren sie allerdings eine willkommene Ablenkung und gaben meinem Kopf eine sinnvolle Beschäftigung.

Eines Tages wandte sich eine Pflegerin an mich, die mir von einer jungen Schicksalsgenossin erzählte, die auch in Nottwil zur Erstrehabilitation war und sich scheinbar schlechter als ich mit ihrer Situation abfinden konnte. Bald nachdem wir uns besser kennengelernt hatten, berichtete mir die Pflegerin: „Mensch,

Samuel, das Mädel lacht wieder!" Ich freute mich darüber mindestens so sehr wie sie.

Andererseits war meine Toleranzschwelle niedriger geworden. Wenn mir mal wieder eine Pflegerin ausführlich von den neuesten Erlebnissen ihrer Katze berichtete, merkte ich schnell, wie meine Geduld erlahmte. Auch die Tatsache, dass ständig jemand um mich herum sein musste und ich so gut wie keine Rückzugsmöglichkeiten mehr hatte, machte mir zu schaffen. Vor, während, zwischen und nach der Therapie waren Menschen um mich, ständig klingelte mein Handy. Deshalb war ich mehr als froh über die Möglichkeit, einen letzten Rest von Privatsphäre in einem Einzelzimmer zu haben.

Ich war dankbar für die Zuwendung und die guten Wünsche und freute mich, viele alte Freunde wiederzusehen. Oft war ich dann aber auch froh, wenn die Tür hinter dem Tag ins Schloss fiel und ich einmal durchatmen und mich besinnen konnte.

Sobald ich einigermaßen selbstständig mit dem Elektrorollstuhl fahren konnte, versuchte ich mir auch tagsüber immer wieder bewusst Zeiten zu nehmen, die ich ganz allein auf dem Klinikdach, dem Balkon oder in der Natur verbrachte und in denen ich die Ruhe genoss, versuchte zu singen oder einfach nur hinhörte. In diesen Momenten fühlte ich mich manchmal trotz allem wohl und ausgeglichen.

9. Die Welle des Mitgefühls

„Ich weiß, du durchleidest jetzt gerade die schlimmste Zeit deines Lebens. Also werde ich versuchen, es dir hier so angenehm wie möglich zu gestalten!" Diesen Satz hörte ich von Karl-Heinz, einem Intensivpfleger in Nottwil, und er war nicht nur so dahingesagt.

Karl-Heinz und die anderen Intensivpfleger waren Menschen, die mit Einsatz und Engagement alles taten, um zu helfen, was angesichts der Schwere der Verletzungen und der Schmerzen leider nicht sehr viel sein konnte.

Der Satz steht beispielhaft für die Zuwendung, die meine Familie und ich in den nächsten Monaten erlebten. Eine Welle des Mitgefühls schwappte über uns herein. Eine Welle, natürlich mit ausgelöst dadurch, dass über 10 Millionen Menschen live dabei gewesen waren, als ich stürzte. Wäre ich beim Obstbaumschneiden in einem schwäbischen Schrebergarten von der Leiter gekippt und hätte mir exakt die gleiche Verletzung zugezogen, hätten nicht so viele Hähne nach mir gekräht.

Vom Interesse der Menschen bekam ich in den ersten vier Wochen nicht viel mit. Dazu war ich einfach zu wenig anwesend. Natürlich erzählten mir meine Eltern von Anrufen, E-Mails, Briefen und Besuchen von lieben Freunden ebenso wie von fremden Menschen. Es tat gut zu spüren, dass ich nicht allein war.

„Selbst in dieser Situation verließ unseren Sohn sein typischer Humor nicht", erinnert sich mein Vater. „Als sein Opa ihm im Januar mitteilte, dass er selbst überraschend ins Krankenhaus müsse, bedankte sich Samuel: ‚Lieber Opa, das finde ich sehr solidarisch. Wäre aber nicht nötig gewesen.'"

Einen Besuch habe ich in besonderer Erinnerung. Oft erschienen Leute spontan in der Klinik und wollten mich besuchen. Die Schwestern und Pfleger kamen dann immer zu mir und fragten, ob ich denjenigen kannte und ob er einen Termin hatte. So war es auch an diesem Tag; Chris war gerade da. Plötzlich streckte ein Pfleger den Kopf zur Tür herein und sagte: „Samuel, unten ist ein gewisser Eberhard Gienger und fragt, ob er dich besuchen darf. Kennst du ihn oder sollen wir ihn wegschicken?"

Ob ich Eberhard Gienger kannte?! Und ob! Der Mann ist *die* Kunstturn-Ikone, war 1974 Weltmeister im Reckturnen und ist heute Sportbeauftragter im Deutschen Bundestag. Ihm ist sogar das gelungen, was für jeden Turner die höchste Weihe ist: Ein Turnteil wurde nach ihm benannt, der Gienger-Salto. Allerhand verrückte Sachen hat er auch angestellt, wie zum Beispiel ein Reck unter einem Flugzeug anzubringen und daran zu turnen. Legendär ist auch sein Fallschirmabsturz, den er wie durch ein Wunder mit Hunderten Brüchen überlebte.

Und nun stand diese lebende Legende also unten an der Rezeption und wollte mich sehen. Und zwar ganz ohne Pressekonferenz und Medienpräsenz. Natürlich bat ich ihn herauf und erlebte einen lustigen Nachmittag mit ihm voller wilder Geschichten. Zum Abschied schenkte er mir einen Gutschein für einen Tandem-Fallschirmsprung, auf den er mich mitnehmen wollte – er sah kein Problem darin, das in meinem Zustand hinzukriegen. Den Gutschein hoffe ich eines Tages einlösen zu können.

Eine Welle bricht los

Mein Vater erzählt: „Im Nachhinein habe ich durch diese Ereignisse erst vieles von dem erfahren, was und wo mein Sohn überall gewirkt hat. Es gibt ja den Spruch:

Zeige mir deine Freunde, und ich sage dir, wer du bist. In Samuels Fall habe ich durch die Reaktionen seiner Freunde meinen Sohn ganz neu kennengelernt. Alle, wirklich alle Freunde und auch eher flüchtigen Bekannten hatten ihn in bester Erinnerung, fragten besorgt nach ihm und wollten ihn besuchen kommen. Mit einem Besuchskalender konnten wir den Ansturm später gut verteilen. Bis heute ist der Strom der Besucher nicht abgerissen. Gleichzeitig erreichte uns immer mehr Post. Um den Ansturm von Anfragen zu bewältigen, richtete das SPZ uns eine eigene Website ein – mit Adresse."

Erst nachdem ich die schlimmsten Komplikationen in Nottwil hinter mir hatte, sickerte die Reaktion der Öffentlichkeit in mein Bewusstsein. Es ist unglaublich, was sich da alles abspielte.

Um bei mir zu sein, durften meine Mutter und mein Vater in den ersten Wochen in Nottwil eine der sogenannten „Übungswohnungen" benutzen. Das sind komplett behindertengerecht eingerichtete Apartments, in denen Paraplegiker ihre Resozialisierung proben können – mit dem Vorteil, dass sie immer noch in die Klinik integriert sind. Im Ernstfall ist also sofort Fachpersonal zur Stelle. Eine dieser Wohnungen stand bei meiner Einlieferung leer, und meine Eltern durften sie übergangsweise nutzen.

„Wir haben die Kinder aus der Schule genommen und waren in den Tagen vor Weihnachten alle zusammen in Nottwil", erzählt mein Vater.

In dieser Übungswohnung waren nach drei Wochen schon die Kisten mit Post vom Flur bis zum Wohnzimmer meterhoch aufgestapelt. Und der Berg wuchs immer höher. Zu der Zeit, mehr noch als heute, waren meine Eltern gleichzeitig mein Sekretariat. Doch all die Post zu beantworten, das war in dieser Zeit unmöglich, auch wenn wir immer wieder versucht haben, der Berge guter Wünsche Herr zu werden.

Danke an alle, die ihre guten Wünsche, ihr Mitgefühl, ihre Erfahrungsberichte mit ähnlichen Schicksalen zu Papier gebracht und an mich gesendet haben. Leider kann ich auch heute noch keinen Kugelschreiber halten und keine Tasten bedienen. Deshalb werde ich es wohl nicht schaffen, mich bei allen persönlich zu bedanken.

Wie sollten meine Eltern und Geschwister nun aus den Bergen von Zuschriften diejenigen auswählen, die mir vorgelesen wurden?

„Wir haben versucht, ein bisschen vorzusortieren", erzählt mein Papa: „Den Absender kennen wir – schöne Post. Kennen wir nicht, spricht uns aber auch nicht an. Kennen wir nicht, berührt uns. Nach zwei Stunden gaben wir auf. Wir hatten schon wieder die nächste Kiste Post bekommen. Es war ja Vorweihnachtszeit. Manche packten uns kleine Geschenke mit ein – ein Engel, etwas Süßes, Bücher, CDs, Erlebnisberichte, Hinweise auf Ärzte und Heilungsmethoden. Ein schweres Paket enthielt die über 72.000 Einträge einer eigens für Samuel erstellten Facebook-Seite auf Hunderten DIN-A4-Seiten ausgedruckt. Selbstgestaltete Collagen, Gruppenfotos mit Genesungswünschen. Wir beschlossen, erst mal alles nur zu sammeln, wir wollten die Sichtung später nachholen. Wir holen sie heute noch nach.

Es war sehr gut, dass wir nicht zu Hause waren, so hat uns das Telefon in Ruhe gelassen, und nur der engere Kreis hat uns via Handy erreicht. Ich habe Rundmails und SMS geschrieben, obwohl das viel Zeit kostete, denn mit jeder SMS wurde ein Beter angesprochen. Wir haben jahrzehntelang den Kindergottesdienst gestaltet und Lieder gesungen: ‚Mein Gott ist so groß, so stark und so mächtig, gar nichts ist unmöglich meinem Gott'. Das galt auch weiterhin. Schon vor Jahren hatte ich mir ein E-Mail-Postfach mit 11 GB Speicherplatz zugelegt. Das war jetzt sehr nützlich. Unsere Kinder waren natürlich medial auch nicht untätig und hielten jeweils ihren Bekanntenkreis auf dem Laufenden.

Allmählich entwickelte sich eine große Gemeinschaft, bis hin zu einzelnen Kontakten in Kanada und den USA, wo man ebenfalls über Samuel Bescheid wusste. Es war verrückt und traurig zugleich. Wie beschaulich war dagegen doch unsere dörfliche Gemeinschaft zu Hause gewesen! Apropos Gemeinschaft – auch in unserem Heimatort erfuhren wir eine rührende Hilfsbereitschaft. Ganz ohne Medien und Öffentlichkeit: ‚Wann dürfen wir für euch kochen?', hieß es da. Oder: ‚Ihr braucht eine Rampe für den Hauseingang?' Sechs Wochen später stand sie parat. Jonathan wurde zum Sport kutschiert. Das Gärtchen vorm Haus wurde hergerichtet, die Obstbäume vom Nachbarn professionell beschnitten.

Inzwischen hatte sich eine Gruppe via Facebook gefunden, eine verschworene Gemeinschaft hauptsächlich junger Mädchen von überallher, die Sunshine Ladies oder kurz Sunnys. Freunde fürs Leben. Sie treffen sich irgendwo in Deutschland, einfach so oder wenn sie die Möglichkeit haben, Samuel irgendwo zu sehen. Die Sunnys haben Samuel sogar einen Stern geschenkt, der nach ihm benannt wurde, 136 Lichtjahre entfernt. Viele, viele gute Wünsche und Geschenke haben wir erhalten. Die Kreativität in dem Bemühen, Samuel aufzumuntern, ihn zum Lachen zu bringen, ihm Mut zu machen, scheint grenzenlos. Was sich auch in immer noch täglich eintreffenden E-Mails zeigt."

Schöne und weniger schöne Stimmen

Die negativen Stimmen, die sich in der Post an uns fanden, waren insgesamt nicht mehr als eine Handvoll. „Trotzdem bleibt das hängen", sagt mein Vater, „auch wenn man so etwas nicht zu Ende liest. Es macht aber keinen Sinn, sich mit so negativen Dingen zu befassen. Erst recht nicht in dem Zustand, in dem wir uns befanden."

Es gab auch gut gemeinte Zuschriften und Anrufe, die mir trotzdem nicht unbedingt Freude bereitet hätten. Besonderes Interesse an meinem Gesundheitszustand zeigten zum Beispiel viele Wunderheiler und selbsternannte „Schamanen", meist mit „typisch schamanischen" Vornamen wie Rudolf oder Hans-Jürgen. Sie wollten mir alternative Wege zur Heilung in Form ihrer Bücher oder Rituale nahebringen, und ihre Jünger wirkten kräftig mit: „Wir haben allein an die zwanzig Exemplare der Bücher eines Autors ins Haus geschaufelt bekommen", erinnert sich meine Mama. „Das war bestimmt alles gut gemeint, aber wir hatten uns für einen anderen Weg entschieden."

Dann kam auch eine andere Art von Zuschriften, bei denen die Intention ganz sicher nicht nett war und die ich nur teilweise zu Gesicht bekam. „Da gab es ein paar Leute, die uns als Schmarotzer der Krankenversicherung und des Sozialsystems beschimpften", so mein Vater. „Der Tenor dieser paar Zuschriften war: Der Junge hat ja diesen Irrsinn freiwillig veranstaltet, dann soll er doch selbst zahlen und nicht alles von *unserer* Krankenversicherung ersetzt bekommen, in die wir einzahlen!" Solche Zuschriften wiesen einen aggressiven Tonfall auf, den meine Eltern mir wohlweislich ersparen wollten.

Sogar in der Klinik begegnete ich manchmal Neid. „Na, du hast ja keine Geldsorgen, du bist schließlich berühmt. Deine aufwendige Behandlung bezahlt ja das ZDF!", ätzte es mir da ab und zu in Gesprächen mit Mitpatienten entgegen. Zwar erhielt ich vom ZDF einen pauschalen Betrag der obligaten Versicherung, Tatsache ist aber, dass meine ganz normale gesetzliche Krankenkasse für den größten Teil der Behandlungskosten aufkommt.

Es gab auch Menschen, die sich darüber aufgeregt haben, dass die Medien einen solchen Hype um mein Schicksal veranstalteten. Das ging mir übrigens genauso; ich hatte mir das ja nicht ausgesucht. Im Gegenteil, oft fühlte es sich reichlich seltsam an, wenn ich mich mit anderen Patienten unterhielt, die teilweise schon mehr über meinen aktuellen Gesundheitszustand wussten als ich selbst. Dies führte zu relativ einseitigen Gesprächen, in denen ich mich oft zu einer Kummerkastentante reduziert fühlte.

Ich habe diese Form von Unmut, die mir in einigen Fällen entgegenschlug, akzeptiert, obwohl es mich schon runtergezogen hat. Zuerst habe ich versucht, mich zu rechtfertigen, aber solche Diskussionen führten zu nichts.

Es ist sinnlos zu fragen, wem von uns, die wir in der Klinik in Nottwil im Rolli umherfuhren, es nun am schlechtesten oder besten ging. Das kann nur absurd werden, denn Leid ist relativ. Man kann Schicksale nicht miteinander vergleichen. Mir kann es gefühlt besser gehen als manchem kerngesunden und stinkreichen Menschen, der keinen Sinn in seinem Leben und seinem

Schnupfen sieht. Und auch ich selbst hatte früher schon Momente erlebt, in denen bei mir alles ganz finster aussah und ich mich fragte, was ich hier eigentlich sollte. Darüber kann ich nun im Rückblick nur noch schmunzeln.

Ich kann einen anderen Teil der Aufregung auch verstehen. Auf dieser Welt gibt es viele Menschen, die schlimme Unfälle erleiden und ein Leben lang im Rollstuhl sitzen müssen. Es geht ihnen nicht gut. Und sie bekommen weder die Aufmerksamkeit noch die Unterstützung noch die Vielzahl der guten Wünsche, die mir zuteil geworden sind. Natürlich ist das ungerecht – aber daran kann ich aktuell nicht viel ändern. Langfristig zeichnen sich aber Pläne ab, wie ich mich mithilfe der Öffentlichkeit für die Belange und Probleme ähnlich Betroffener einsetzen kann.

Die Zeichen von Missgunst blieben aber Einzelfälle.

Der Draht nach oben

Noch bevor ich zum ersten Mal wieder richtig klar war, war es mir wichtig, dass meine Freunde darüber informiert wurden, was mit mir los war. Zumal ich auch Gebetsunterstützung gut gebrauchen konnte.

„In Ordnung", sagte mein Vater, „ich kontaktiere deine Freunde."

Ich nannte ihm Namen von Freunden, die mir einfielen, und mein Vater hat mit kriminalistischem Geschick deren E-Mail-Adressen herausgefunden und einen Rundbrief aufgesetzt, der dann so alle zwei, drei Tage in Kurzform die wichtigsten Informationen über mein aktuelles Befinden enthielt.

Mein E-Mail-Postfach lief längst über. Freunde, Bekannte, Kollegen, alte Schulkameraden hatten sich gemeldet und wollten wissen, wie es mir ging und ob sie etwas tun könnten. Auch wenn es sich nicht logisch erklären lässt, hilft es doch irgendwie, wenn man immer wieder Mut zugesprochen bekommt, den man selbst nicht mehr aufbringen kann.

Kuriose Angebote

Neben den Menschen, die ich kenne, haben sich unzählige Leute bei mir gemeldet, denen ich noch nie im Leben begegnet bin. Mittlerweile kann ich die Absender dieser Briefe und Mails grob in folgende Gruppen unterteilen:

1. Gleichaltrige, die von meinem Unfall besonders betroffen waren.
2. Mütter, die Kinder in meinem Alter haben.
3. Ältere Menschen, die mir aus ihrer Lebenserfahrung heraus Mut zusprachen.
4. Leute, die ebenfalls Schicksalsschläge erlitten haben und ihren Umgang damit mit mir teilten.

Auch ein paar verirrte Liebesbriefe haben den Weg zu mir in die Klinik gefunden. Das Problem bei diesen und vielen anderen Zuschriften: Offensichtlich erwarteten die Absender eine persönliche Antwort von mir. Und zwar möglichst fix. Das ging so weit, dass sich einige der Absender nach wenigen Wochen darüber beklagten, dass sie noch nichts von mir gehört hatten. Viele waren leider verärgert darüber, dass ich nicht zurückschrieb. Das war wohl eine Verkennung meiner Situation. Abgesehen davon, dass ich nicht in der Lage dazu war und bin zu schreiben, gingen in der Flut der Briefe und im bürokratischen Tohuwabohu auch Meldungen unter, die mir wichtig gewesen wären. Zum Beispiel hatten sich verloren geglaubte Freunde gemeldet und potenziell neue Bekanntschaften aufgetan, mit denen ich gern den Kontakt gehalten hätte.

In einem Fall schlug die Zuneigung, die mir von einer Dame entgegengebracht wurde, ins Absurde um: Eines Tages, als ich schon auf der normalen Station lag, herrschte in der Klinik Aufregung: Eine psychiatrische Klinik in der Schweiz hatte sich mit der Warnung gemeldet, dass eine Patientin aus der geschlossenen Abteilung entwichen sei, die eine Nachricht hinterlassen hatte: „Ich befreie Samuel Koch!"

Tagelang blieb die Frau verschwunden. Die Klinikleitung überlegte, wie sie mich schützen konnte. Man muss sich das mal vorstellen: Angenommen, die Dame hätte mich gefunden und wäre mit unklaren Absichten bis zu mir auf die Station vorgedrungen. Was hätte ich dann tun sollen? Wie hätte ich mich wehren können? Rufen und Spucken war wohl das Einzige, was ich noch hingekriegt hätte. Ich war praktisch wehrlos. Dazu kam, dass ich nicht der Wal aus „Free Willy" war. Ich *wollte* gar nicht befreit werden!

Die Klinikleitung entschied, dass ich auf der Intensivstation am besten vor Eindringlingen geschützt werden konnte. Dort war anlässlich meines Einzugs in Nottwil ohnehin ein Schließ- und Überwachungssystem in die Tür eingebaut worden, eine Überwachungskamera und ein Zugangskontrollsystem wurden installiert. Der Grund war damals gewesen, dass man befürchtete, allzu neugierige Pressevertreter könnten versuchen, bis an mein Krankenbett vorzudringen – eine absolut nicht übertriebene Vermutung, wie Erfahrungen meiner Eltern aus den ersten Tagen in der Klinik in Düsseldorf zeigten.

Aus Sicherheitsgründen zog ich also für einige Tage wieder auf die Intensivstation. Die Dame wurde aber nie in Nottwil gesichtet.

Das Mitgefühl der Kinder

Wenn mein Zustand es zuließ, habe ich mich mit der Hilfe meiner Eltern und Geschwister bei Leuten gemeldet, die mir geschrieben hatten. Einige habe ich persönlich angerufen.

Besonders haben mich die Zuschriften von Schulklassen berührt, von denen manche Kinder den Unfall vor dem Fernsehschirm live miterlebt hatten. Ich bin heute noch traurig darüber, dass ich so viele Kinder mit meinem Unfall erschreckt habe! Denn meine Wette sollte doch alles andere sein als ein Schocker für die großen und die kleinen Zuschauer! Nein, wir wollten

Spaß bieten, natürlich auch ein bisschen Nervenkitzel, eben gute Unterhaltung für die Zuschauer.

Was mich dann wieder beruhigt hat, war, dass viele dieser Kinder in ihren Klassen mit ihren Lehrern und Klassenkameraden über das reden konnten, was sie da am Samstagabend zuvor im Fernsehen gesehen hatten.

Ein paar Beispiele für liebevolle Reaktionen: Da gab es eine Grundschulklasse, die für mich ein ganzes tolles Buch gestaltet hat; eine andere Klasse drehte ein Video, in dem die Kinder ein Lied für mich sangen. Eine weitere Schulklasse aus Mitteldeutschland bat mich um einen Rückruf. Und als ich eines Morgens zur verabredeten Zeit dort anrief, stimmte auf ein Zeichen der Lehrerin die Klasse einige Lieder an. Ein Mini-Konzert live für mich!

Ich habe mich bei den Kindern bedankt und versprochen: „Ich komme mal vorbei und übernehme eine Biologie-Stunde. Dann erkläre ich euch ein bisschen, was eine Querschnittlähmung ist!"

Besonders ans Herz gewachsen ist mir eine Meldung, die mich von einem Leidensgenossen erreichte, einem Jungen, der ebenfalls in einer Rehabilitationsklinik lag. Clemens aus Thüringen, 12 Jahre alt, hatte den klassischen Querschnitt-Unfall: Kopfsprung in zu flaches Wasser. Dabei hatte er sich den zweiten und dritten Halswirbel gebrochen und damit eine ähnliche Lähmungshöhe wie ich. Mithilfe seiner Betreuer hatte er mir einen anrührenden Brief geschrieben, in dem er mir erzählte, wie er mit seinen Einschränkungen umgeht, und mir Mut machte, dass ich es auch schaffen könnte.

Clemens ist für mich ein Vorbild. Unsere Gespräche über unser gemeinsames Schicksal haben uns verbunden. Noch heute freuen Clemens und ich uns über jeden Kontakt. Wer ein Vorbild für Mut und Stärke sucht, sollte sich den kleinen Clemens aus Thüringen anschauen! Von ihm lerne ich in jedem Gespräch etwas.

Unerwartete Hilfe

Für die erste Zeit konnten meine Eltern die Übungswohnung in der Klinik nutzen. Doch was dann? Hotels sind für einen längeren Aufenthalt praktisch unbezahlbar. Da erreichten uns über die Klinik mehrere E-Mails mit Wohnungsangeboten, doch diese hatten teilweise sehr hohe Mieten oder waren zu weit weg. Eine Maisonettewohnung in Oberkirch, einem Nachbarort von Nottwil, klang gut, und wir riefen spontan an. Wir kannten die Leute nicht, aber sie hatten von meinem Schicksal gehört und wussten, dass ich in der Klinik lag. Sie schrieben, sie hätten in der Nähe eine Wohnung, die sie im Moment nicht brauchten, da sie für ein paar Monate auf Weltreise gehen würden. Ob sie meinen Eltern vielleicht ihre Wohnung anbieten könnten?

Meine Eltern waren sehr gerührt von so viel Großherzigkeit. Sie besuchten die Familie und besprachen das Angebot, und letztlich konnten sie die Wohnung wirklich nutzen. Zu meinem Abschied aus der Klinik lud uns diese Familie dann alle zusammen noch einmal zum Essen ein – eine herzliche Freundschaft war zwischen uns allen entstanden.

Übrigens: „Die erste Nachricht, die ich nach Samuels Unfall auf meinem Mobiltelefon fand, war eine SMS von einem Kunden", erzählt mein Vater. *„Hoffe sehr, es ist nichts Schlimmes! Viel Glück!*, stand darin. Und danach rissen die Mitteilungen nicht mehr ab. Nur ab und zu konnte ich mal draufschauen. Viele erkundigten sich, boten Hilfe an: ‚Egal was!' Ich hatte nicht realisiert, dass natürlich alle da draußen den Unfall miterlebt hatten. Wir hatten ja sogar extra noch E-Mails geschrieben und auf Samuels Wette aufmerksam gemacht. Doch nun wussten wir selbst kaum, was los war."

Das Verrückteste geschah meinem Vater am Montag darauf. „Mein Chef rief mich an, der sich wunderte, dass ich nicht zur Arbeit erschienen war. Er hatte gar nicht mitbekommen, was passiert war!" Glückliches Leben ohne Fernsehen!

Wohltuend erlebten meine Eltern und ich den Kontakt zu einem ehemaligen Missionar, der lange Zeit mit seiner Frau in Tansania gelebt hatte. Die Frau war kurz vor meinem Unfall verstorben. „Er schrieb uns, sein größter Wunsch sei es, dass er Samuel irgendwann einmal wieder laufen sieht!", erzählt mein Vater. „Er schrieb von ‚meinem lieben Samuel'. So eine positive Beziehung hatte er zu Samuel aufgebaut, das war enorm.

Mit diesem Mann haben wir alle am Heiligen Abend telefoniert. Als wir am 16. November 2011 in Nottwil eine Art Abschiedsgottesdienst mit Hunderten von Freunden und Besuchern feierten, war er auch dabei. Ebenso wie Samuel Harfst mit Band und Familie, den wir wenige Monate zuvor kennen- und lieben gelernt hatten und der mit seiner Musik den Gottesdienst begleitete und uns beglückte.

Ein Anrufer aus Österreich meldete sich mehrmals. Er hatte beim Fallschirmspringen einen doppelten Genickbruch erlitten und konnte jahrelang so wenig wie Samuel. Inzwischen ging es ihm so gut, dass ihm zunehmend Zuschüsse gekürzt wurden, weil er wieder anfing zu laufen! Eine Anruferin wollte einfach mal mit jemandem sprechen, sie sei so einsam und schüchtern, sagte sie. Also habe ich mich zwei Stunden mit ihr unterhalten. Das kommt heute noch vor, ein Gespräch ergibt sich aus irgendeinem Anlass, und dann erfahren wir die komplette Leidensgeschichte. Oh ja, es gibt viel Leid in dieser Welt, und wir wissen auch erst seit dem Unfall, was das wirklich bedeutet und können das nachvollziehen. Wir sind mit vielen Leuten, die wir überhaupt nicht kannten, wie eine Familie zusammengewachsen. Es war und ist eine sehr emotionale Zeit, die die üblichen Konventionen beiseiteschiebt, eine Zeit, in der wir keine Hemmungen mehr haben, zu unseren Gefühlen zu stehen."

Meine Eltern erlebten Begegnungen, die sie zutiefst berührten. Unter anderem meldete sich ein Ehepaar bei ihnen, das anbot: „Wenn Sie einfach mal reden möchten, rufen Sie uns an!"

Meine Eltern taten das dann wirklich. Sie spürten, hier sind Menschen, die etwas Besonderes erlebt haben, die uns etwas zu sagen haben. Und es war auch so. Die beiden Eheleute erzählten vom schlimmen Unfall ihrer Tochter. Allen medizinischen Anstrengungen und allem Flehen zum Trotz war das Mädchen gestorben. „In den Gesprächen mit ihnen fanden wir wirkliche Gegenüber", erinnert sich mein Vater. „Diese beiden Menschen wussten, wovon sie redeten, wenn es um Schmerz und Fragen an Gott ging. Und sie wussten, wie sie uns Trost vermitteln konnten."

Überraschend normal

Thomas Gottschalk, der schon am Tag nach dem Unfall bei meinen Eltern gewesen war, und auch Michelle Hunziker wollten mich in der Klinik besuchen. Ein gefundenes Fressen für die Medien. Gäbe das nicht ein tolles Foto, wenn beide zusammen kommen würden? Michelle links, Thomas rechts, der angeschlagene Samuel in der Mitte – die Klatschspalten würden überschäumen vor Emotionen: *Seht nur, wie rührend sich die beiden Showmaster um den Jungen kümmern! Michelles mütterliches Herz blutet! Thomas Gottschalk verdrückt ein Tränchen am Krankenbett seines Wettopfers!*

So ähnlich könnte man sich die Berichterstattung vorstellen, die ein solcher Besuch provoziert hätte. Wenn er so inszeniert worden wäre. Aber das lief anders.

Beide äußerten von Anfang an den ehrlichen Wunsch, sich um mich zu kümmern. Sie suchten das Gespräch mit mir und kamen auch an mein Krankenbett – und zwar nicht als Showmaster-Gespann, sondern getrennt voneinander und ohne großes Brimborium.

Wenn Thomas Gottschalk zu Besuch kommt, würde man wenigstens einen Helikopter erwarten, der unter Getöse auf der Wiese vor der Klinik landet, vielleicht ein paar Leibwächter und auf jeden Fall ziemlich viel Tamtam. Aber nichts von alledem passierte.

Meine kleine Schwester holte Thomas Gottschalk Anfang Mai 2011 mit meinem klapprigen, 12 Jahre alten Golf vom Flughafen in Basel ab und fuhr ihn auf dem gleichen Weg auch wieder zurück. Kein dickes Auto, keine Leibwächter. Thomas Gottschalks und Michelle Hunzikers Besuche bei mir waren Begegnungen von Mensch zu Mensch.

Mit Thomas habe ich viel rumgeblödelt. So hat mir mein Bruder aus zwei Metern Entfernung Gummibärchen in den Mund geschmissen – natürlich erst, nachdem Thomas Gottschalk das Ganze mit dem Satz: „Topp, die Wette gilt!" anmoderiert hatte. Er erzählte uns Familiengeschichten von seinen Kindern, sehr lustige, traurige und ermutigende. Wir hatten es sehr nett miteinander.

Thomas ist ein Entertainer. Aber neben dieser professionellen Rolle ist er auch ein nachdenklicher Mensch mit Tiefgang, wie ich in diesen Gesprächen merkte. „Samuels Schicksal geht mir sehr nahe", sagte Thomas Gottschalk später zu einem Reporter. „Ich glaube, das wäre etwas anderes bei einer Außenwette gewesen, wenn man nur den Krankenwagen mit dem Blaulicht gesehen hätte und weg!"

Michelle Hunziker kam ein halbes Jahr nach dem Unfall zu mir in die Reha-Klinik in der Schweiz. In Jeans und Pulli, mit Pferdeschwanz und Flipflops saß sie neben mir. Sie fragte mich, wie es mir ging, wie die Behandlung ablief, welche Fortschritte ich machte. Und wie sie mich unterstützen könnte.

Sie berichtete mir von ihrer Familie und von ihrem Leben in Italien. Was ich nicht gewusst hatte: Michelle hatte in ihrer Kindheit viel Zeit im Krankenhaus verbracht, weil sie zum Beispiel zwei Rippen zu viel hatte. Noch heute hat sie Narben von mehreren OPs. Sie erzählte mir von ihrer Tochter, die gerade in der Pubertät ist, von ihren Freuden, von ihren Sorgen – auch sie ist mir bei diesem Treffen nähergerückt. Und noch um einiges sympathischer und angenehmer in Erinnerung geblieben als damals im Rahmen von „Wetten, dass..?"

Auch mal neun gerade sein lassen

Der Besuch von neun Schauspielkollegen aus Hannover sprengte die üblichen Besuchserfahrungen.

„Das war eine spannende Sache", erinnert sich mein Vater. „Die Station ist normalerweise nur zwischen elf und zwanzig Uhr zugänglich – und zwar nur für enge Angehörige." Nun stand meine gesamte Schauspielklasse plötzlich vor der Tür. Sie waren alle Mann (und Frau) 800 Kilometer weit aus Hannover angereist. „Wir haben die neun Leute einfach reingeschleust, obwohl das natürlich nicht gern gesehen war", erzählt mein Vater. Ein Schmunzeln kann er sich dabei nicht verkneifen „Was sollten wir denn auch sonst tun? Die jungen Leute draußen auf dem Flur stehen lassen? Das wollten wir nicht. Marion und ich haben uns gesagt: ‚Das tut Samuel bestimmt gut. Der braucht das jetzt. Also machen wir das!'"

Pfleger und Ärzte haben beide Augen zugedrückt. Ich lag allein im Zimmer, sodass wir niemanden gestört haben.

Meine Klassenkameraden aus Hannover saßen dann also zu neunt um mein Bett. „Das Einprägsamste, was ich noch in Erinnerung habe: Alle hatten gleichzeitig ihre Hände an Samuels Körper – zwei an den Füßen, zwei an den Armen, den Händen, am Kopf!", sagt meine Mutter. „Sie haben Samuel massiert und bewegt und gestreichelt und gekrault. Als wollten sie ihm ihre Kraft übertragen, als hätten sie sich vorgenommen: Den kriegen wir jetzt wieder auf die Beine!"

Dieser Besuch ist für mich mit die beste Erinnerung aus diesen ersten Wochen. Meine Kommilitonen waren in der kurzen, aber sehr intensiven Zeit an der Schauspielschule schon längst so etwas wie Geschwister geworden. Sie haben für mich Lieder gesungen, Gedichte aufgesagt und sogar getanzt. Ein umgeschriebenes Lied von Hildegard Knef, „Für dich soll's rote Rosen regnen, dir sollten sämtliche Wunder begegnen", und „Von guten Mächten wunderbar geborgen" von Dietrich Bonhoeffer. In meiner Situation bekam ein solcher Text eine ganz eigene Bedeutung.

Selten habe ich mich nach dem Unfall so vital gefühlt wie nach diesem Besuch. Es sind immer Menschen, die guttun. Nicht Organisationen und ihre Regeln. Mein Zimmer in der Klinik, das ich nach der Intensivstation beziehen durfte, zeigte das deutlich. Zwar durften wir an die Wände nichts kleben, geschweige denn Nägel einschlagen, aber meine Geschwister haben es trotzdem geschafft, mithilfe der Magnetwand eine ganze Bildergalerie an die Wand zu zaubern. Sie zeigt vor allem eines: Menschen, die an mich denken.

Chris:

Als Sam in Nottwil war, bin ich so oft wie möglich zu ihm gefahren. Mir war es wichtig, für ihn da zu sein, das gemeinsam zu meistern und ihm zu helfen, ihm gutzutun, soweit es in meiner Macht stand. Wir haben nicht zusammen geheult, sondern ich habe eher versucht, Frohsinn und Optimismus zu verbreiten. Ich habe mich immer mehr im Mutmach- und Aufmunterungsbereich gesehen. Die Kraft dafür schöpfte ich aus dem Glauben und der Hoffnung, dass sein Zustand nicht so bleiben würde. Das ist auch heute noch so! Er sollte mir gegenüber so sein können, wie er sich wirklich fühlt, und nicht falsche Fassung bewahren, nur um mich zu schonen. Die ganze Situation war sowieso schon kompliziert und schwierig genug für ihn. Als hätte man einen Löwen eingefangen und in einen Käfig gesperrt!

„Sie sehen aus wie Samuel Koch!"

Langsam musste ich mich daran gewöhnen, wieder unter Menschen zu kommen. Zehn Monate nach meinem Unfall, im September 2011, starteten meine Eltern, meine Schwester, einige Freunde und ich nach Berlin, unter anderem zur Filmpremiere von „Vier Tage im Mai", dem Film, bei dessen Entstehung ich mitgewirkt hatte. Mit dieser Produktion verbinden sich für mich viele fröhliche Erinnerungen und spannende Begegnungen.

Natürlich wusste ich, dass es viel Trubel geben würde. Dass ich dann aber bei der Filmpremiere von dem Ansturm auf mich total überfordert sein würde, hatte ich nicht erwartet. Wildfremde Menschen stürzten im Premierenkino auf mich zu, fragten, wie es mir ginge, worauf ich meist so etwas sagte wie: „Ach, eigentlich würde ich gern nur den Film genießen." Der Abend verging wie im Flug. Am wichtigsten allerdings waren mir die Stunden, die ich mit alten Arbeitskollegen und Freunden verbringen konnte.

Ansonsten konnte ich mich unbehelligt auf der Straße bewegen. Natürlich fiel ich mit meinem 230-Kilo-Rollstuhl überall auf. Die meisten Menschen schauten, manche, die mit meinem Gesicht etwas verbanden, guckten auch schon mal länger hin. Diese Form von Aufmerksamkeit war und ist mir unangenehm, aber manche Leute wussten offensichtlich nicht, wie sie mit jemandem umgehen sollten, der sich ein bisschen anders fortbewegte als sie.

Menschen reagieren eben unterschiedlich auf dieselbe Situation. Inzwischen zeichnen sich für mich aber schon ein paar Gruppen ab. Die einen, die mich ansprechen, kramen sofort ihre Heilertipps heraus: „Also, lieber Samuel, Sie müssen sich unbedingt an den Heiler XY in Berlin wenden. Also, ich sage Ihnen, was der schon alles geschafft hat! Wen der schon alles wieder auf die Beine gebracht hat! Da *müssen* Sie einfach hin! Ich schreibe ihnen mal schnell seine Telefonnummer auf …"

Diese Form von ungefragter Heilplan-Erstellung ist sicher gut gemeint, aber sie ist in der Masse mühsam. Zumal dann, wenn der Redefluss des Ideengebers durch nichts zu bremsen ist. Die mir zugesteckten Telefonnummern von Heilern, Schamanen, Heilpraktikern und Kräuterkundigen stapeln sich schon bei uns. Als Christ glaube ich zwar definitiv daran, dass es Wunder gibt, aber ich vertraue in dem Fall eher der Wissenschaft und den Ärzten als den vielfältig verwirrenden Angeboten, bei denen ich gar nicht wusste, welche davon vertrauenswürdig waren.

Eine zweite Gruppe, die spontan auf mich zukommt, sind gläubige Menschen. Es ist zwar einerseits schön, dass diese immer sofort für mich beten wollen und ihre Hilfe anbieten, manchmal überfordern mich diese Begegnungen aber auch.

Und schließlich gibt es die sogenannten „Touristen". Die zücken als Erstes ihren Fotoapparat, postieren Frau und Kinder um meinen Rollstuhl und knipsen drauflos. Das ist eigentlich ganz lustig. Ich frage mich nur manchmal, was mit diesen Fotos geschieht. Kommen die in einen Rahmen und werden daheim auf dem Fensterbrett oder Kaminsims postiert? Oder landen sie im digitalen Orkus des Löschknopfs, nach dem Motto: „Wer war der Typ noch gleich?"

Dabei gab es auch kuriose Szenen. In Düsseldorf sprach mich im September 2011 in der Fußgängerzone eine ältere Frau an. Sie druckste etwas herum und sagte dann: „Wir haben Sie schon die ganze Zeit beobachtet. Wissen Sie, Sie sehen aus wie Samuel Koch, der von ‚Wetten, dass..?‘, der jetzt in einer Klinik in der Schweiz liegt."

Ich bedankte mich freundlich für den schmeichelhaften Vergleich und hütete mich, die Sache aufzulösen. Wir redeten noch ein bisschen miteinander. Dann verabschiedete sich die Dame mit den Worten: „Trotzdem, auch wenn Sie nicht Samuel Koch sind, wünschen wir Ihnen alles Gute! Sie können es ja auch gebrauchen!"

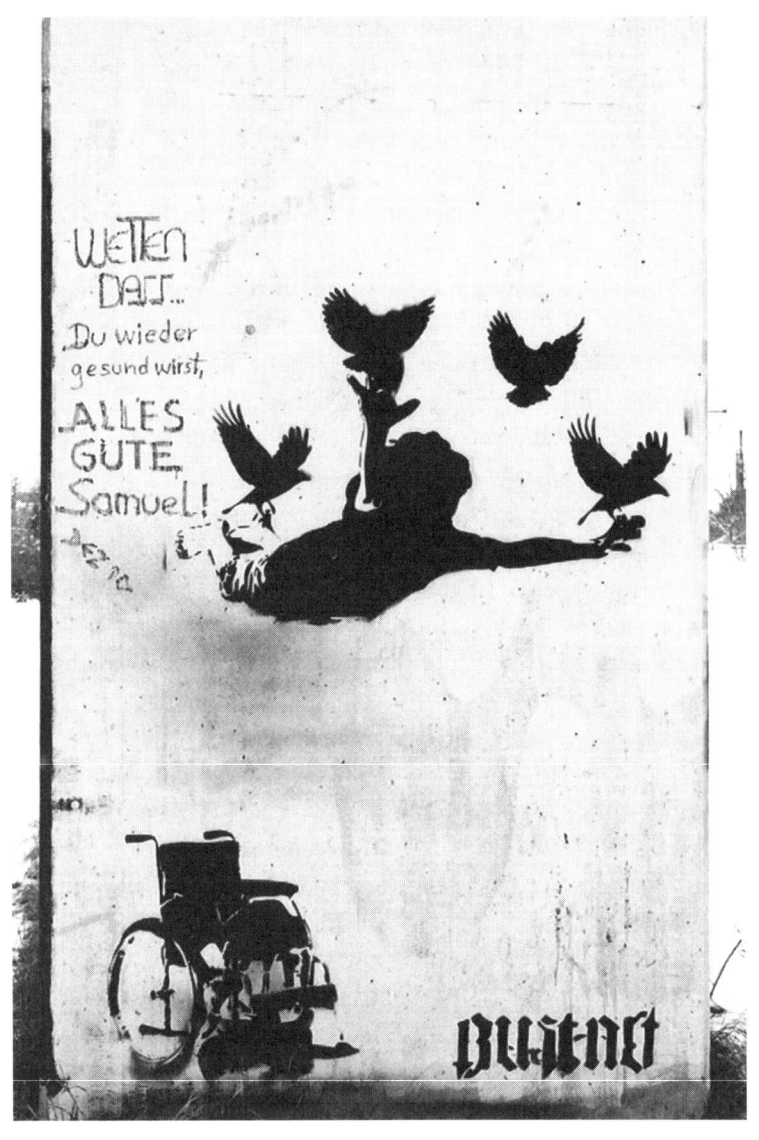

Ein Graffiti für Samuel unter einer Brücke in Lörrach.

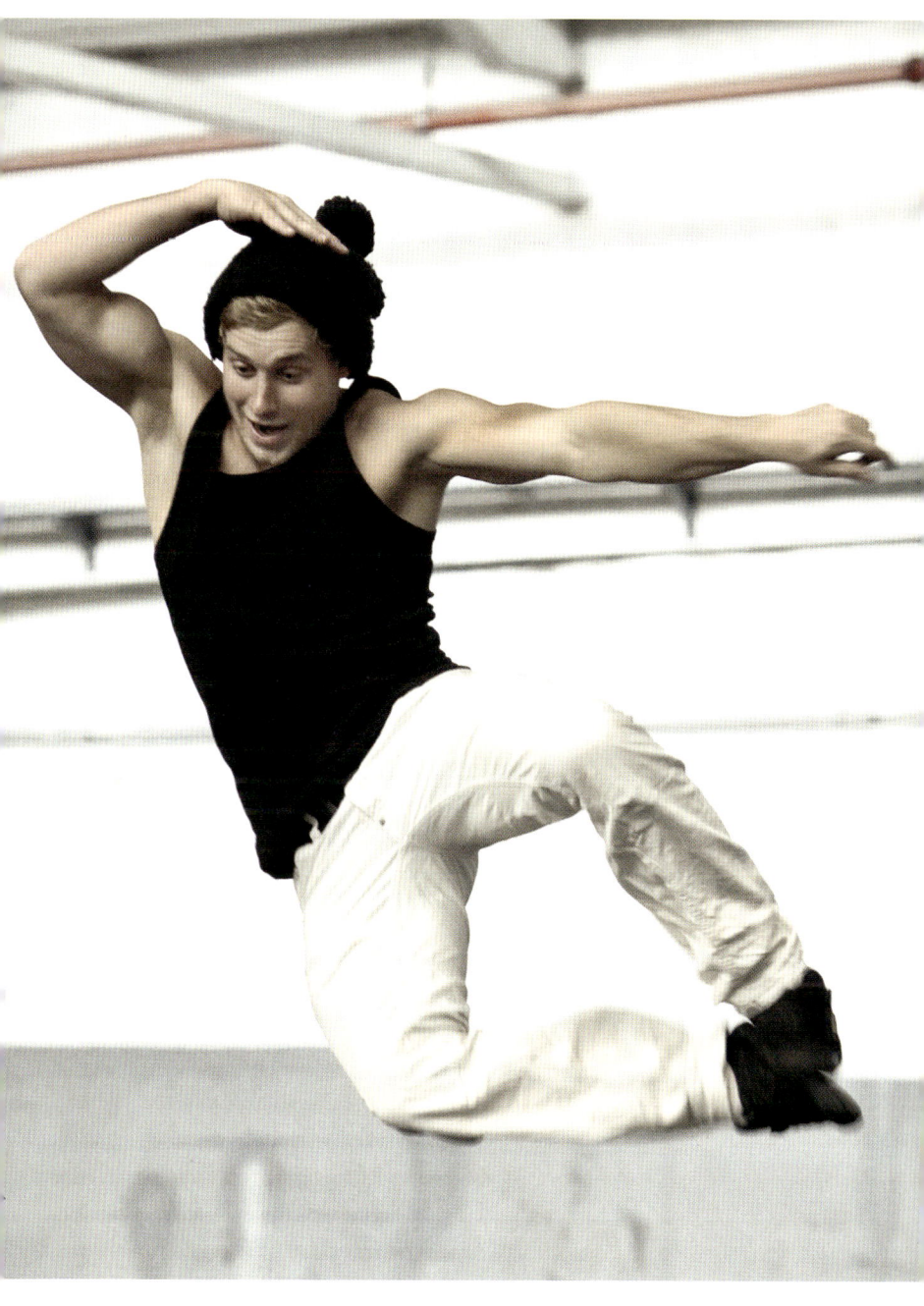

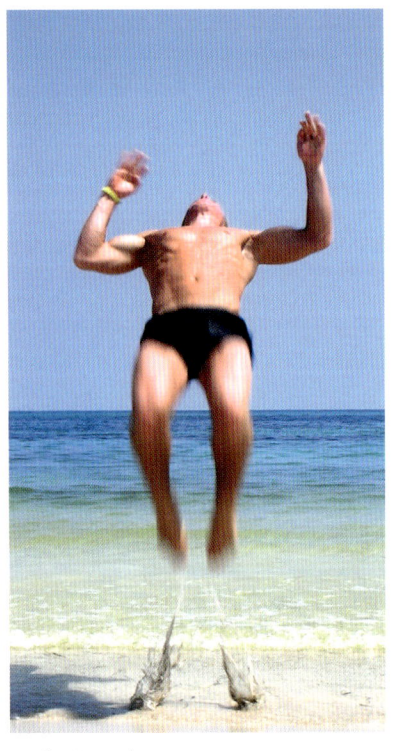

Rückwärtssalto.

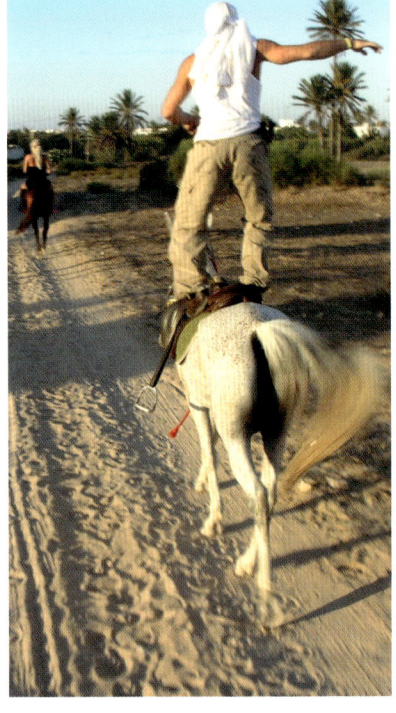

Beim Reiten.

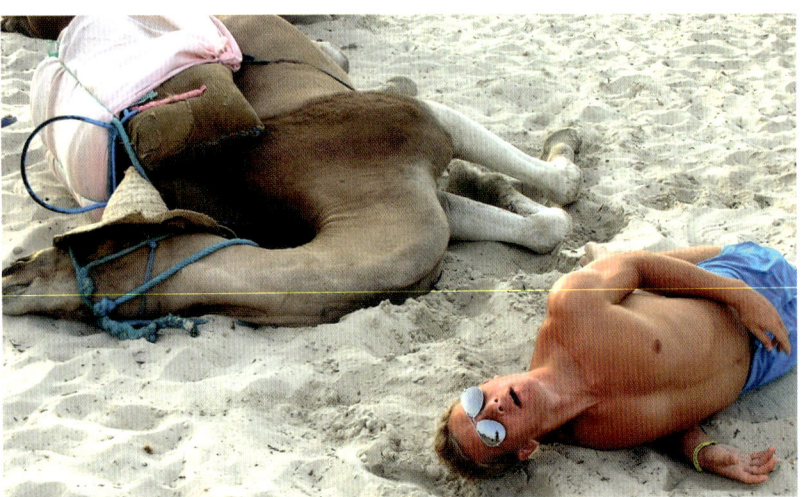

„Samuel goes Camel".

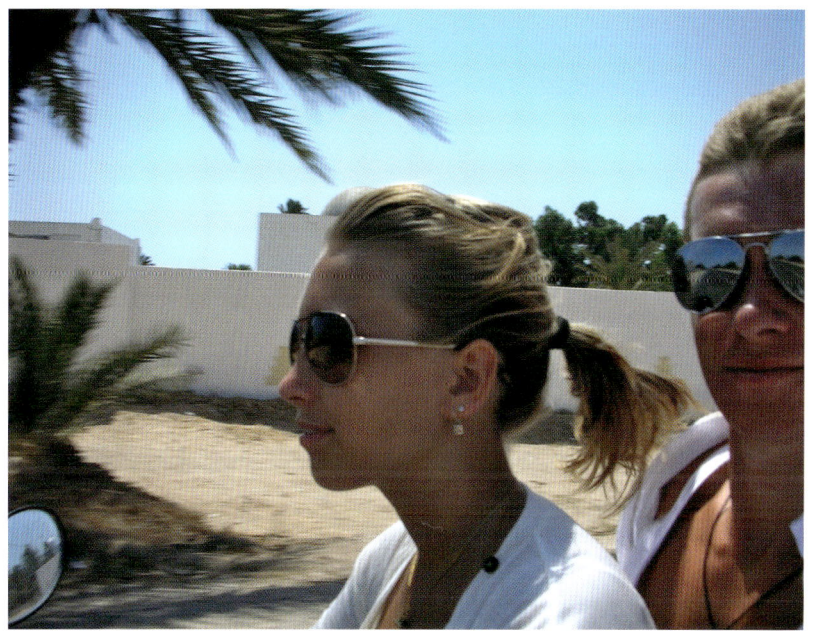

Mit Freundin Daniela beim Rollerfahren, Afrika 2007.

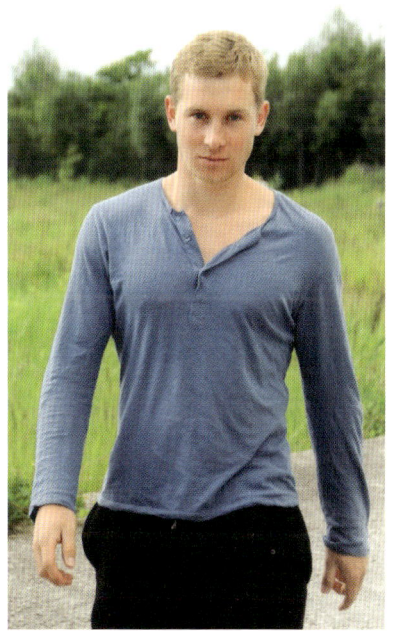

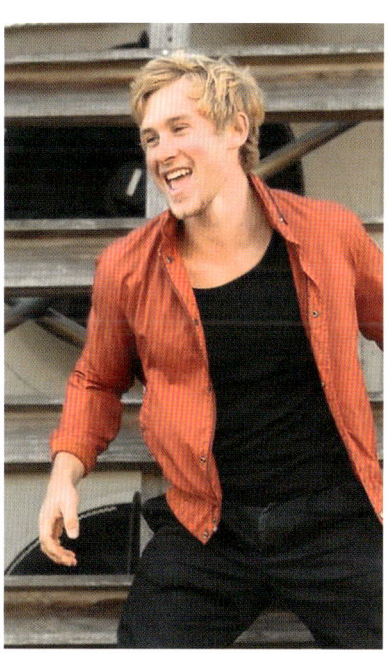

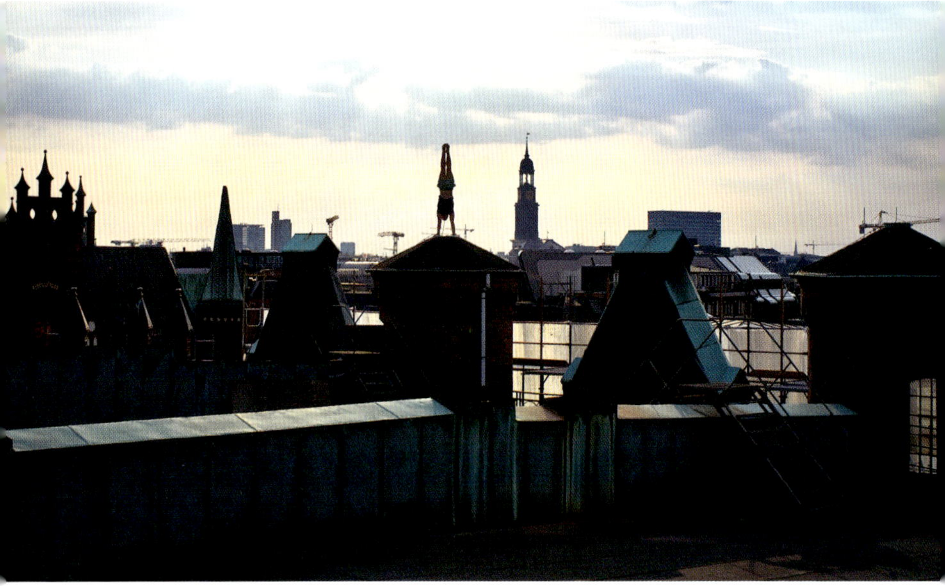

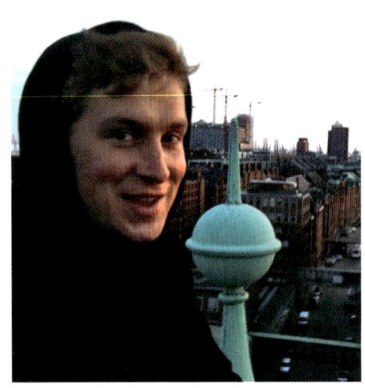

Handstand auf dem Turm, über den Dächern der Hamburger Speicherstadt.
Ein Lieblingsort von Samuel.

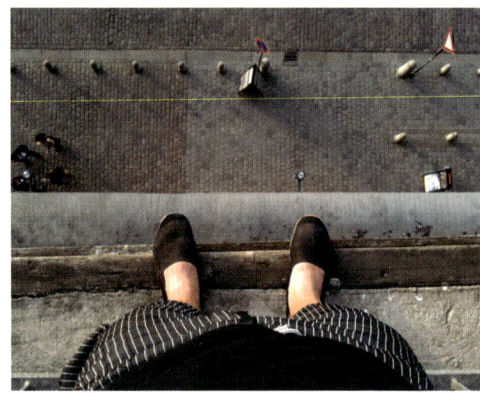

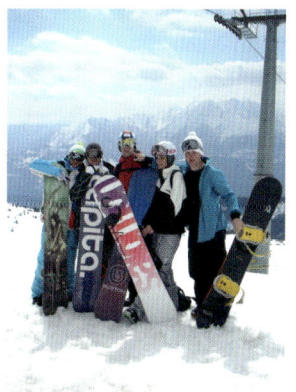
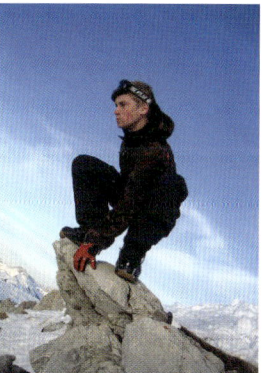
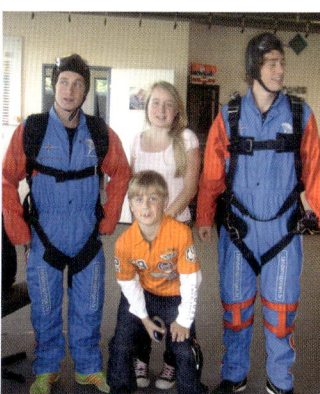
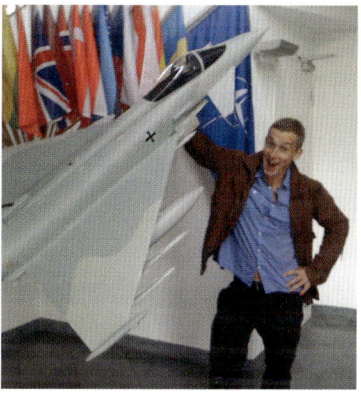
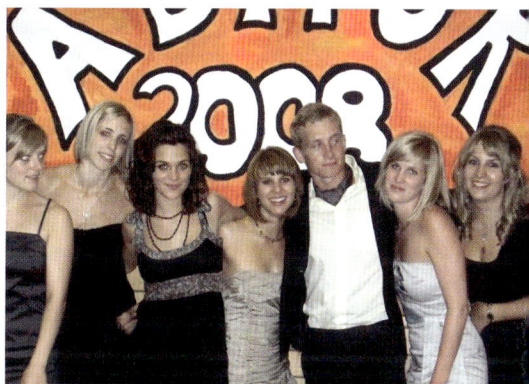
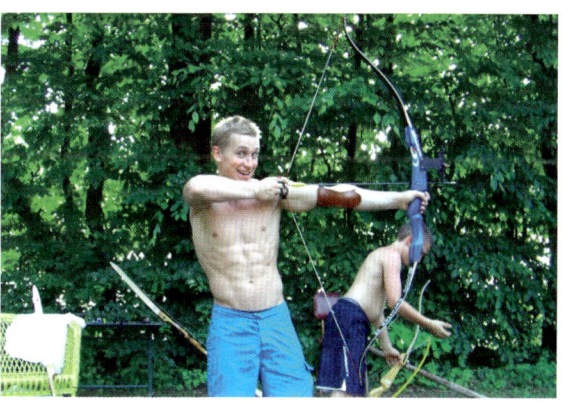
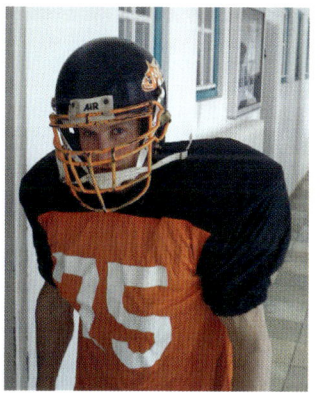

Die Freiheit, alles einmal auszuprobieren: Snowboardfahren, Gipfel stürmen, Fallschirmspringen (Samuel, Elisabeth, Jonathan und Chris), Fliegerhorst Fürstenfeldbruck, Bogenschießen, Football … und bei der Abifeier, 2008.

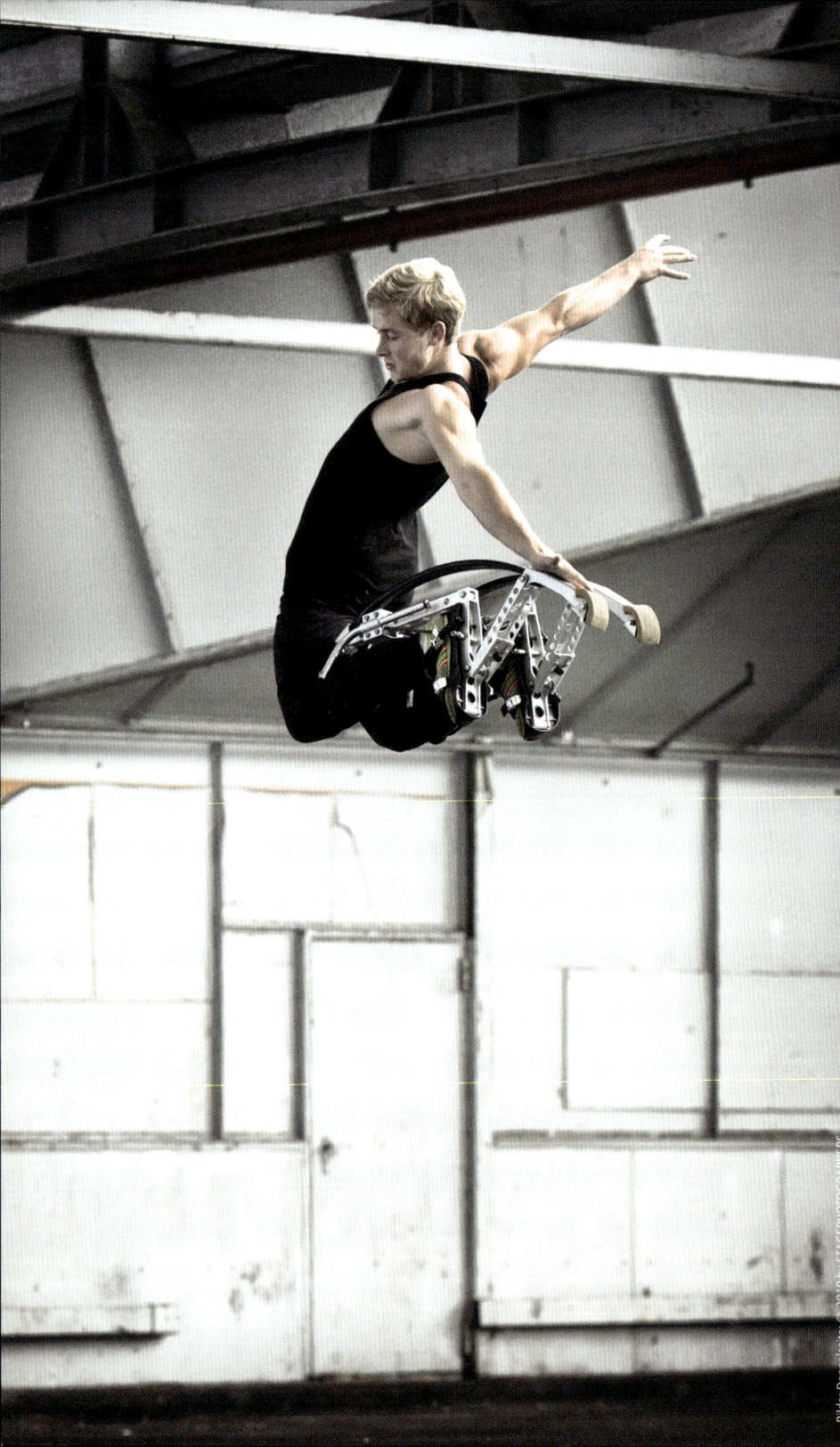

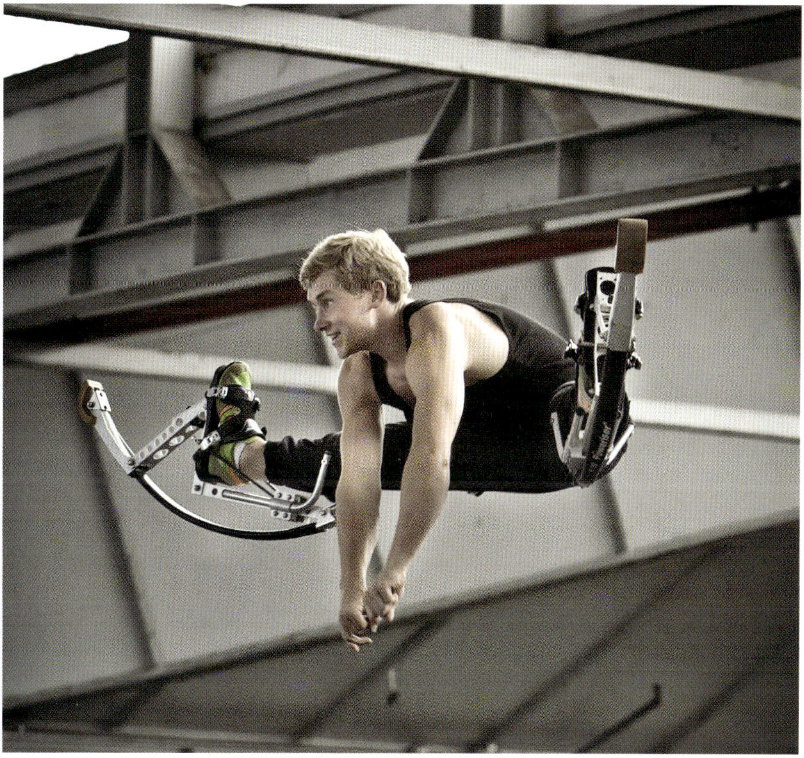

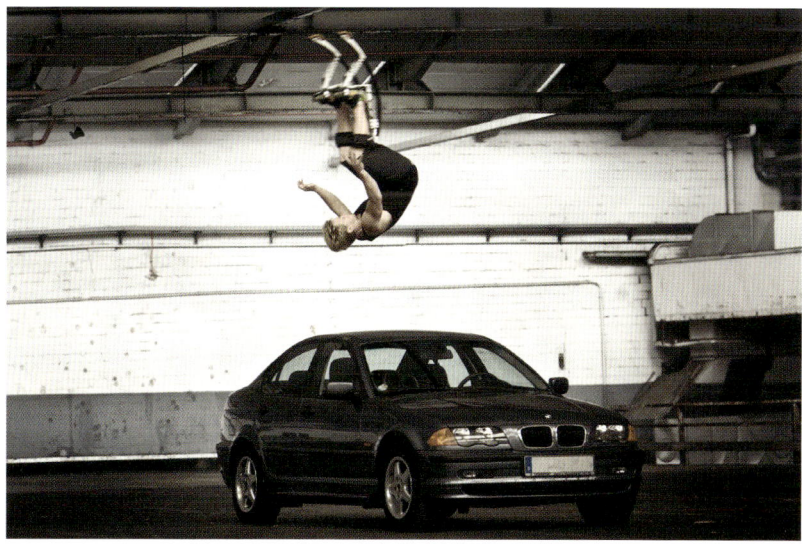

Training mit den „Stelzen".

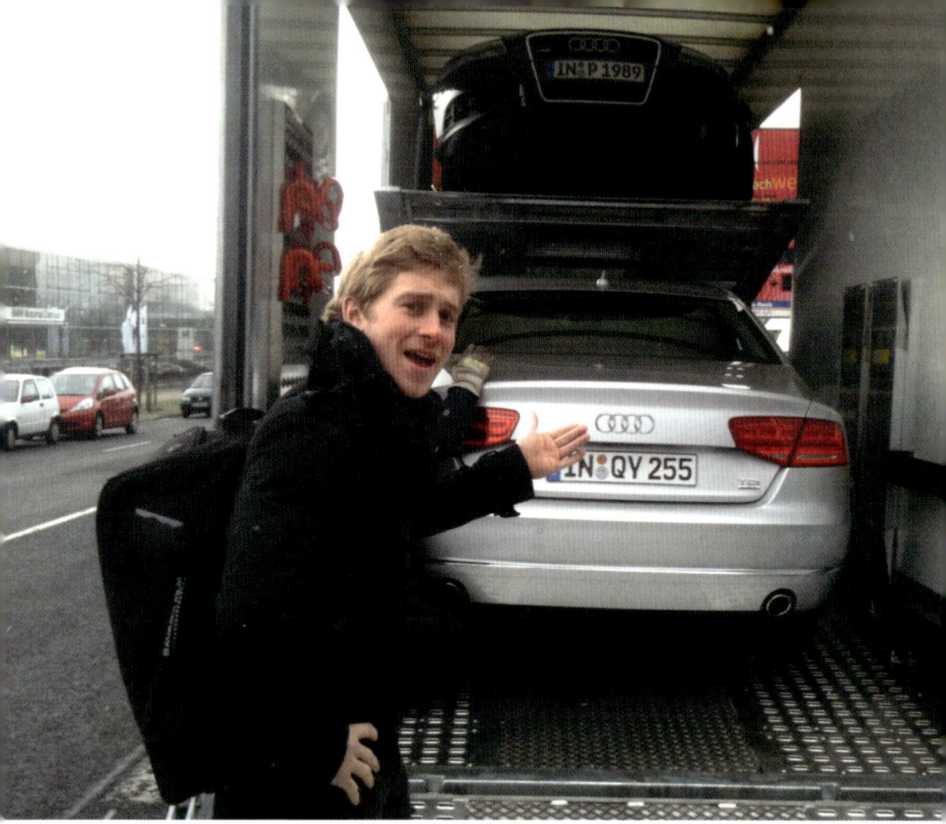

Die Autos für die Show kommen an. In Düsseldorf findet die Generalprobe statt.
Hinter der Bühne kommen die Fahrercrew, Samuel und Thomas Gottschalk zusammen.

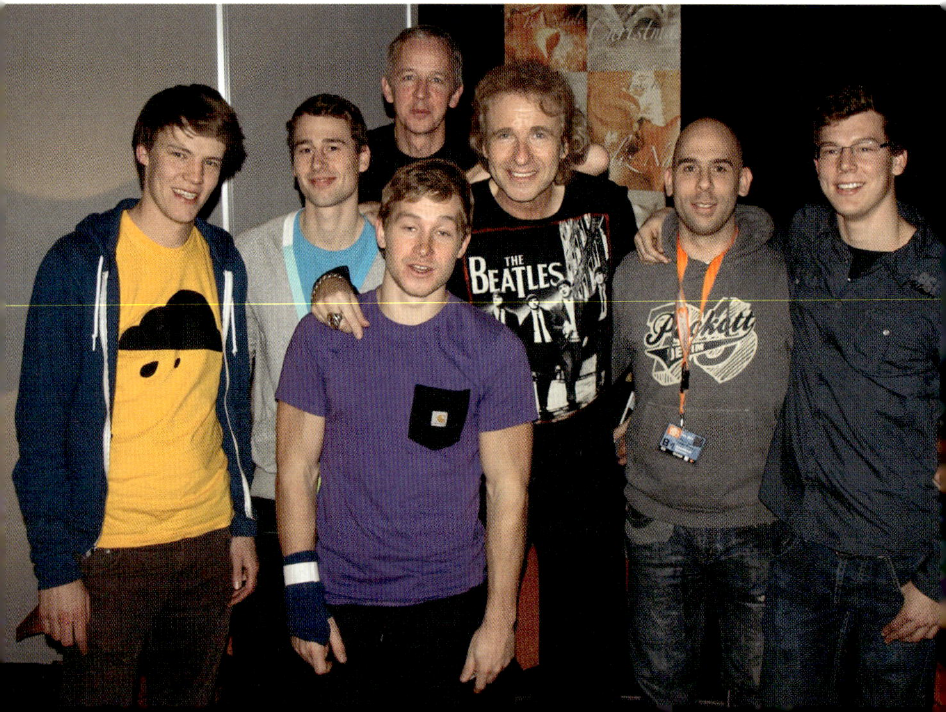

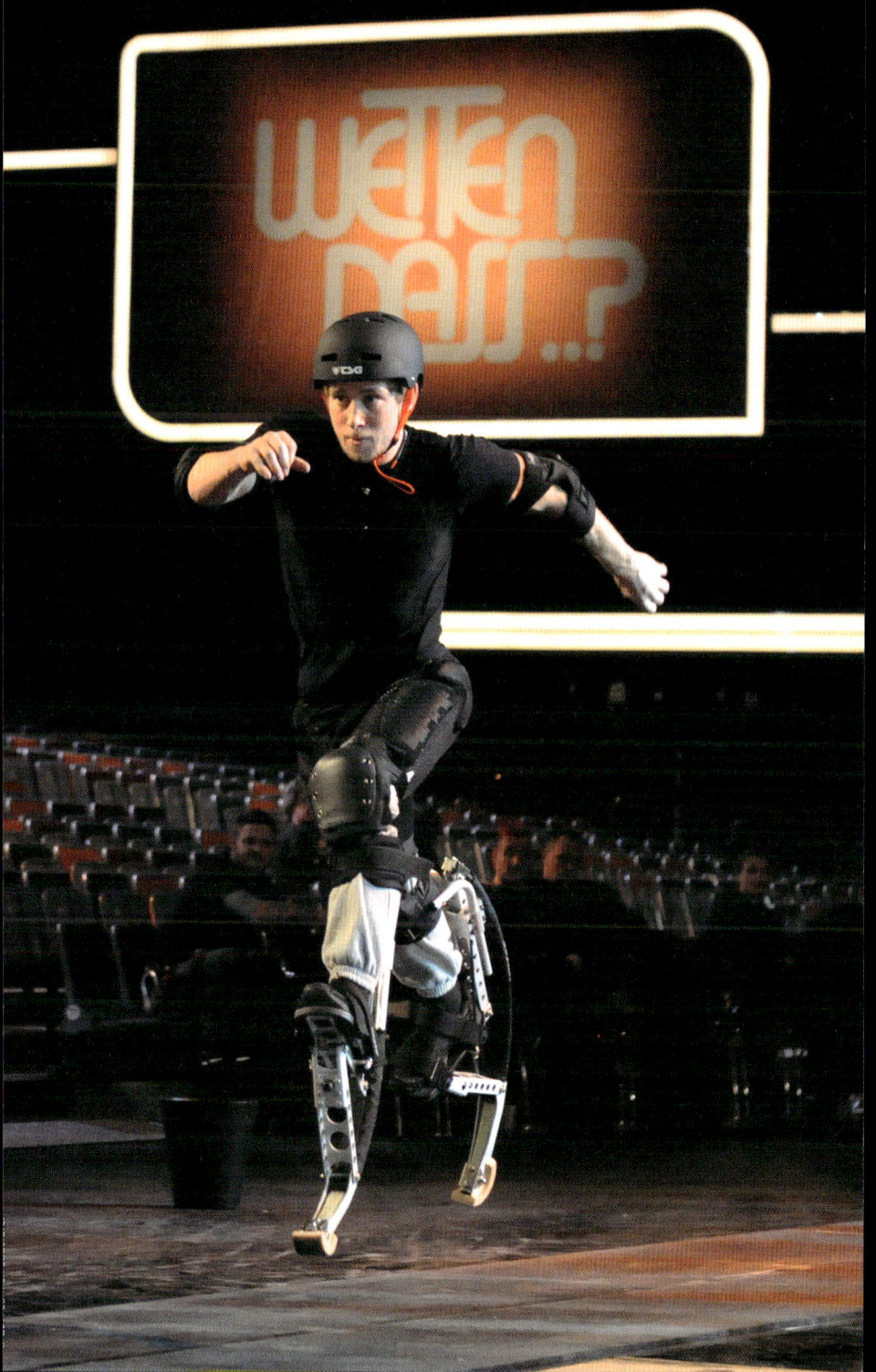

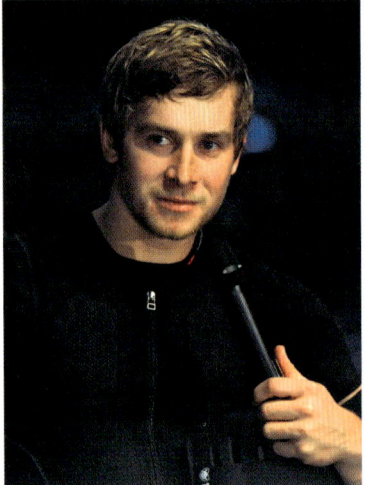

„Da stehe ich nun im gleißenden Scheinwerferlicht, eingerahmt von Thomas
Gottschalk und Michelle Hunziker.
Über 10 Millionen Fernsehzuschauer
können mich sehen, und hier in der
Düsseldorfer Messehalle sind es 4.300
Augenpaare, die auf mich fixiert sind.
Es ist die 191. „Wetten, dass..?"- Sendung.
Michelle stützt mich, und um ruhig zu
stehen, brauche ich diese Unterstützung
heute Abend durchaus. Der Grund dafür:
Ich bin unförmig ausgerüstet – 42 Zenti-
meter größer und 9,5 Kilo schwerer als
sonst. Mein Bodenkontakt begrenzt sich
auf zwei etwa ein-Euro-Münzen-große
Flächen.

Wenig später passiert
der schreckliche Unfall."

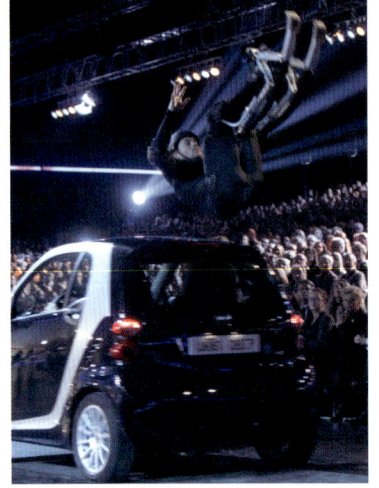

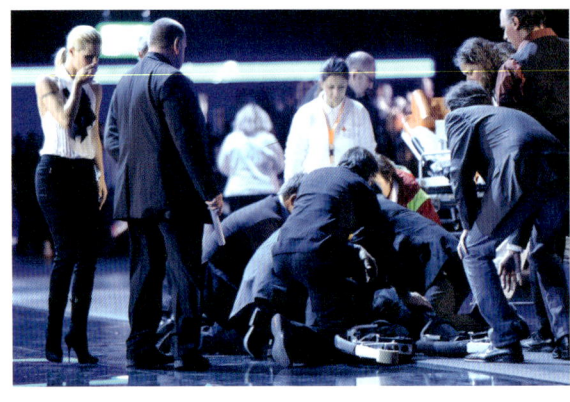

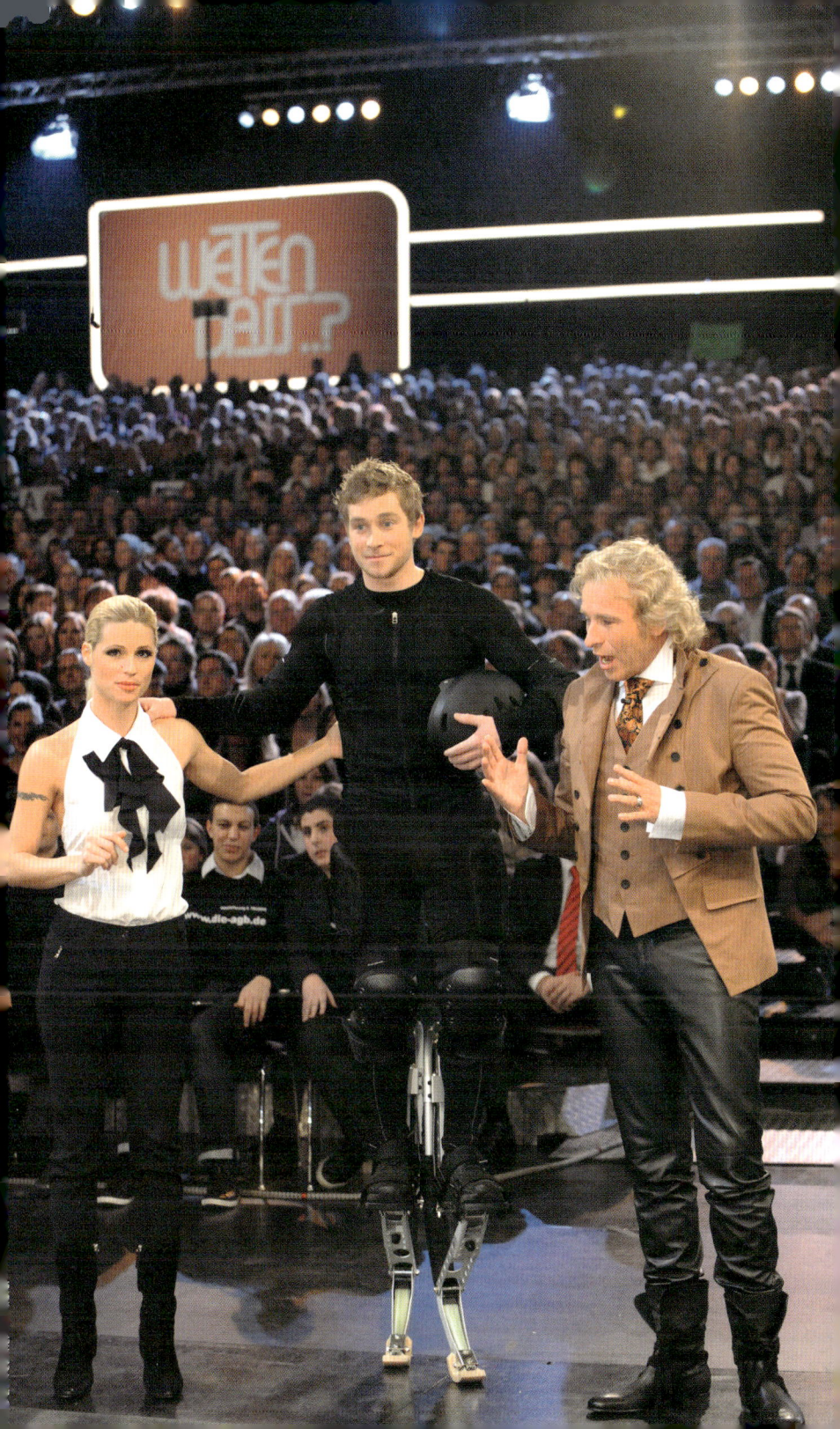

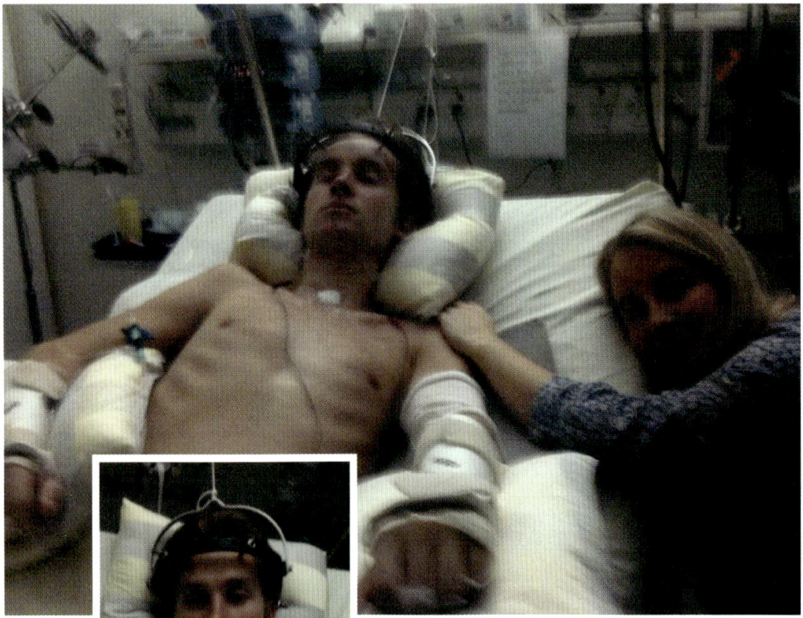

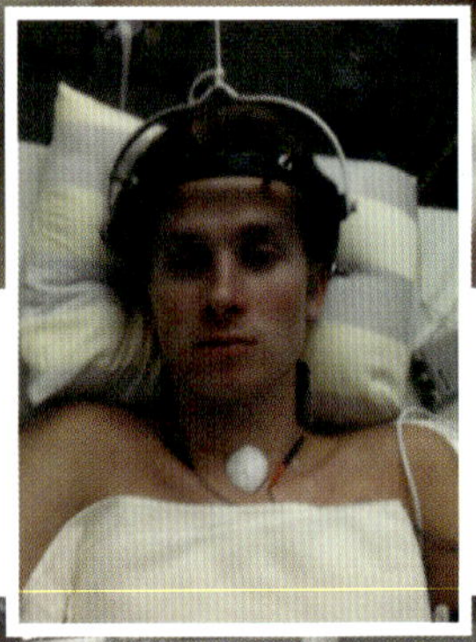

Die ersten Wochen im Krankenhaus –
22 Kilo leichter; rechts Samuels
Schwester Elisabeth. Samuels Kopf ist
mit einem Halofixateuer stabilisiert.

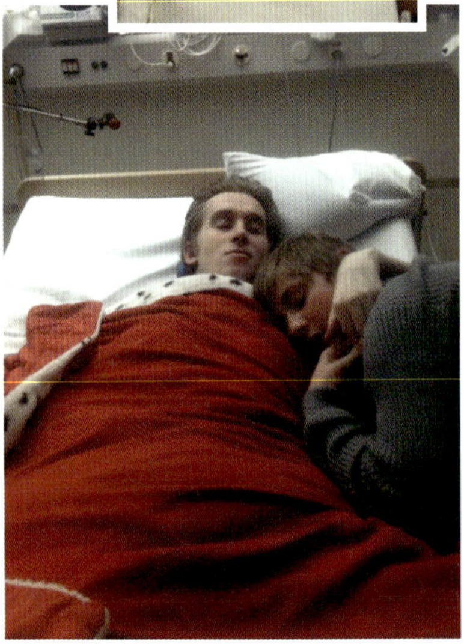

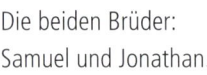

Die beiden Brüder:
Samuel und Jonathan.

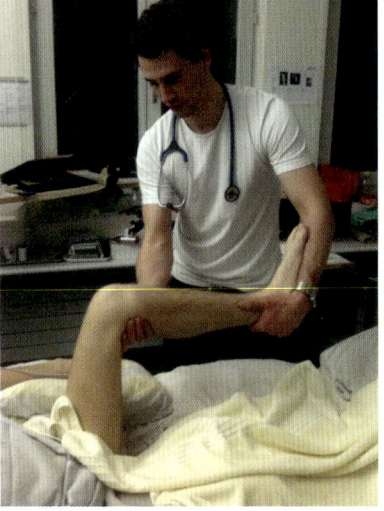

„Dr. Chris" mobilisiert
das abgemagerte Bein.

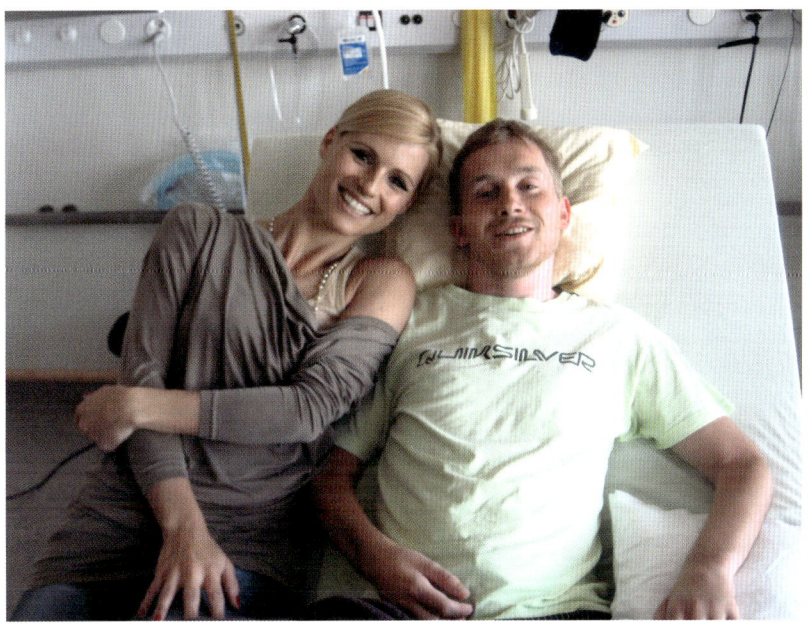

Michelle Hunziger und Thomas Gottschalk besuchen Samuel am Krankenbett.

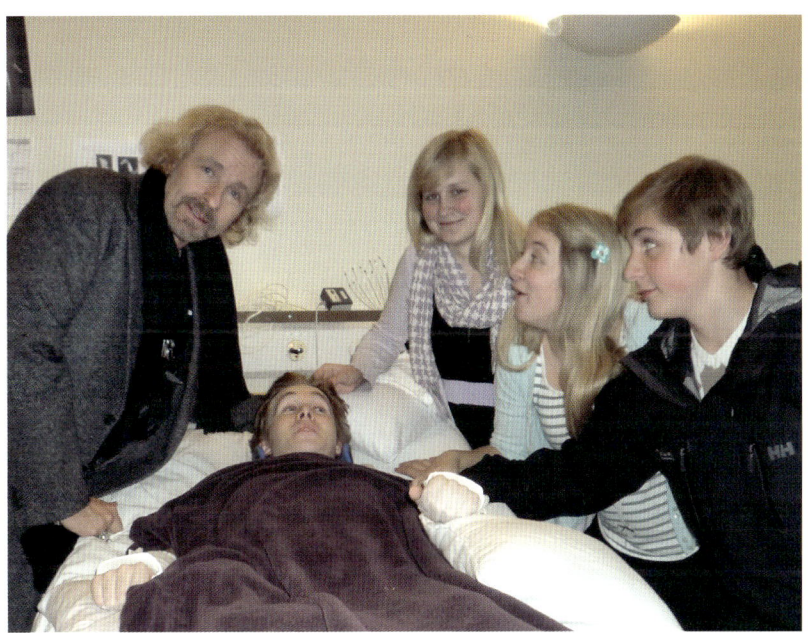

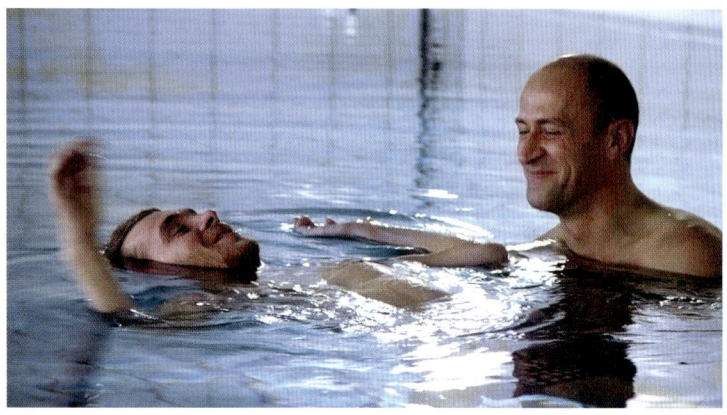

Mit Physiotherapeut Hagen im Schwimmband.

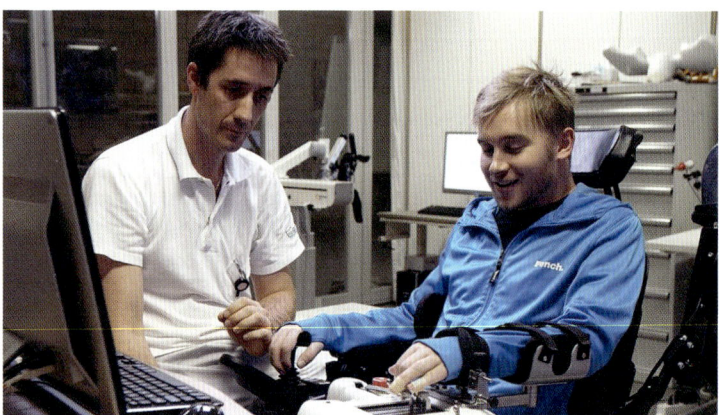

Mit Bart bei der Ergotherapie; Karin hilft bei Essversuchen.

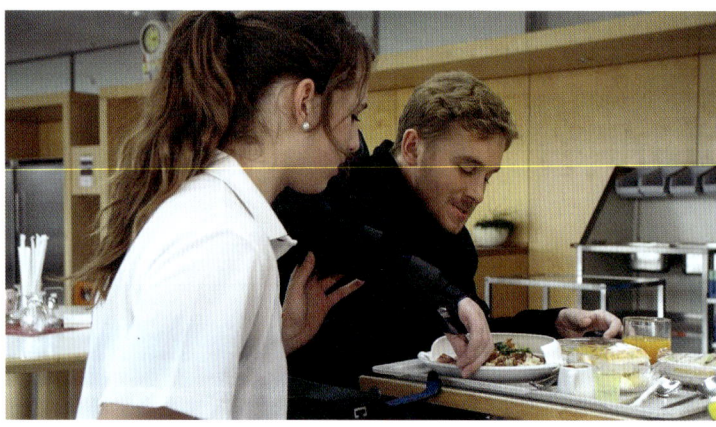

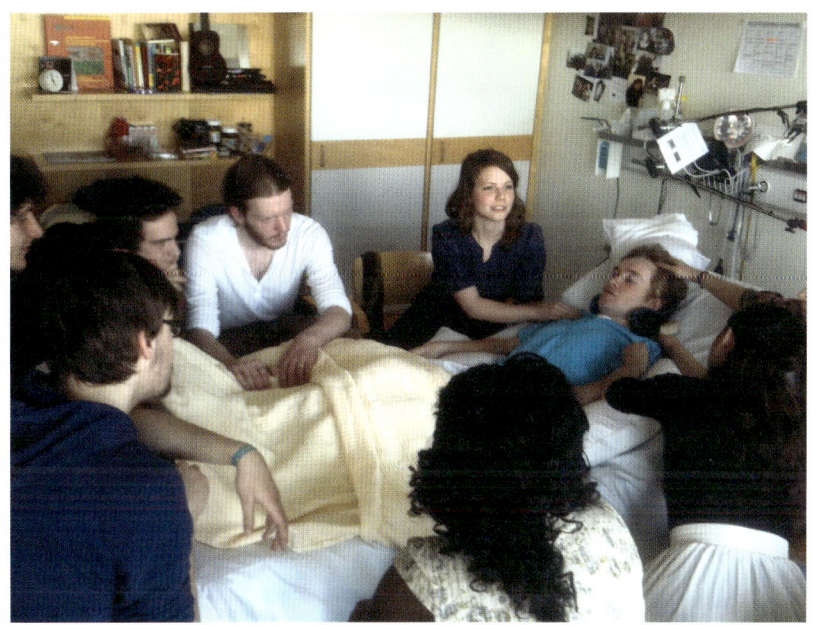

Besuch der Schauspielkommilitonen in Nottwil.

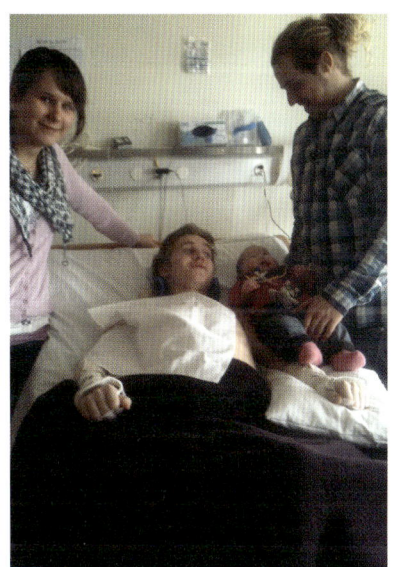
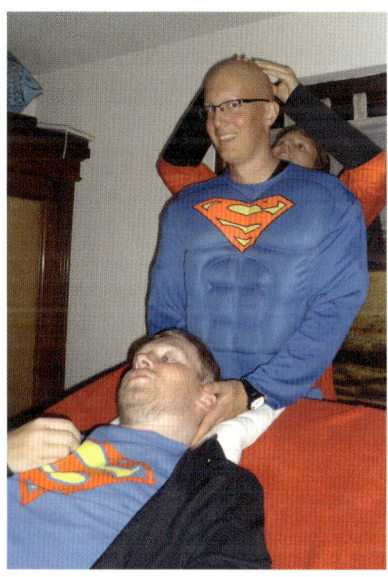

Besuch von Mattis, Mareen und Samuels Patenkind Marja;
rechts: Mit Daniel bei der Mottoparty – Samuel als „Christopher Reeve".

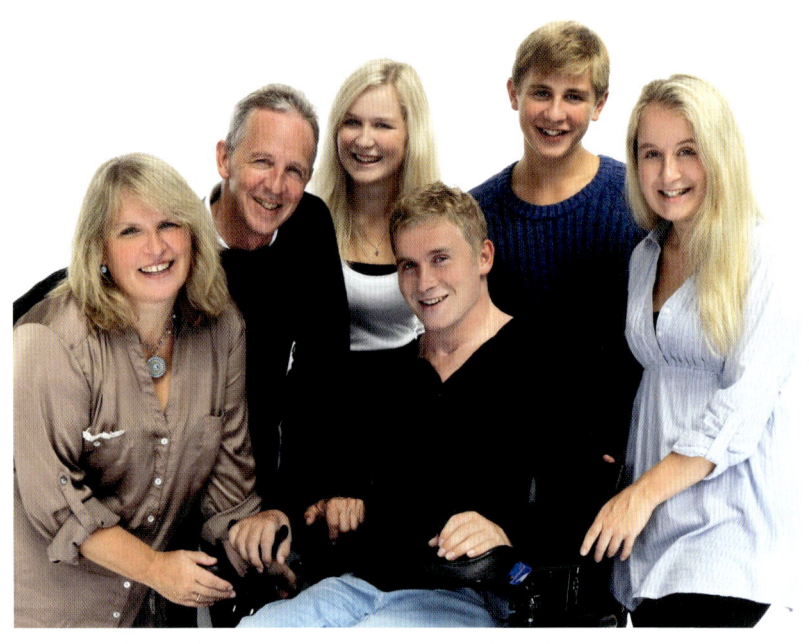

Marion, Christoph, Rebecca, Samuel, Jonathan und Elisabeth Koch.

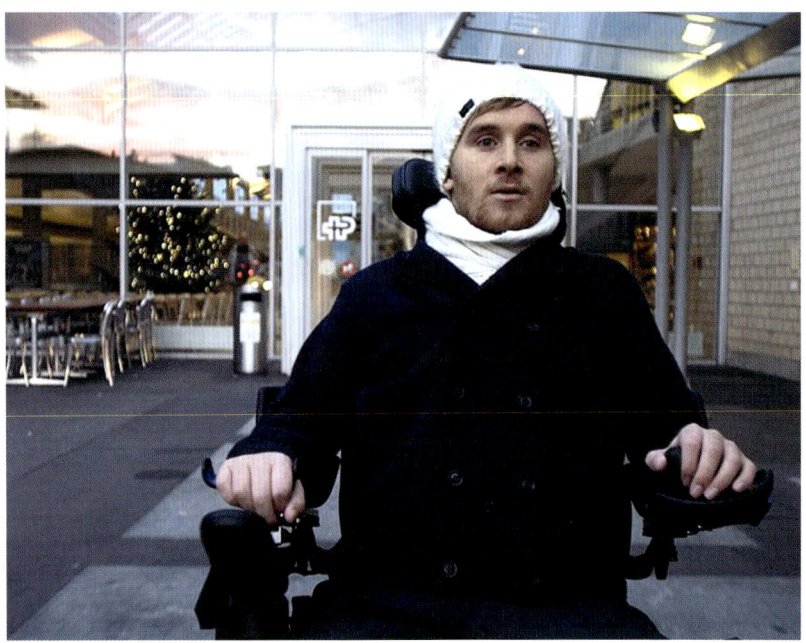

Samuel verlässt die Klinik und die Schweiz.

Entdecke die Möglichkeiten

Die Aufmerksamkeit, die mein Unfall in der Öffentlichkeit erregt hat, ist einerseits ein Fluch. Die ständigen Anfragen sind mühsam zu bewältigen und setzen mich unter Druck, den vorgefertigten Bildern zu entsprechen. Andererseits ist sie auch ein Segen, indem sie dem Unfall in manchen Situationen ein bisschen Sinn verleiht. Die meisten Menschen, denen man im Rollstuhl begegnet, sind nicht so öffentlich verunglückt. Sie bleiben oft unbeachtet, manchmal werden sie von ihren Mitmenschen sogar bewusst ausgeschlossen. Durch die große Aufmerksamkeit, die mir entgegengebracht wird, konnte ich zum Beispiel als Botschafter für einen Rollstuhl-Marathon fungieren. Für das Projekt „Fohrenhof" im Schwarzwald, bei dem Behinderte und Nichtbehinderte Seite an Seite arbeiten, durfte ich die Schirmherrschaft übernehmen.

10. Die Rolle der Medien

Seit dem 4. Dezember 2010 bin ich ein öffentlicher Mensch – ob ich das will oder nicht. Schon in der Düsseldorfer Universitätsklinik mussten die Fenster der Intensivstation abgedunkelt werden, weil Paparazzi nur wenige Stunden nach dem Unfall versuchten, mich durch die Fenster zu fotografieren. Die Ärzte erließen eine Nachrichtensperre. Das Personal erhielt über die üblichen Datenschutzauflagen hinaus Kommunikationsverbot. Das alles half meinen Eltern dabei, die ersten Tage zu überstehen, ohne unter Schock von Reportern „ausgemolken" zu werden. Auch wenn die publizistischen Grundsätze des Deutschen Presserats es untersagen, Menschen auszufragen, die extreme Stresssituationen erlebt haben – es gibt leider Journalisten, die sich nicht unbedingt daran halten.

Ein Freund erklärte mir später, dass es unter Boulevard-Journalisten die Begriffe „Witwenschütteln" und „Sargdeckelöffnen" gibt. Die bedeuten nichts anderes als: „Triff einen Beteiligten möglichst noch unter Schock – hau ihn an, frag ihn aus, er wird dir alles erzählen, was du brauchst, um eine tolle Story zu schreiben!"

Mein Vater erinnert sich: „In der Nacht stand vor der Notaufnahme ein aufgeregt telefonierender Mensch. Erst im Nachhinein habe ich begriffen, was das bedeutete, denn keine halbe Stunde später wimmelte es vor der Tür von Fotografen. Und nebenan mein Sohn bei der Untersuchung – wir wussten noch nichts über seinen Zustand. Ich wollte mich gerne verkriechen, nichts mit alledem zu tun haben. Es war aber wohl besser, vorbereitet zu sein. Wir vereinbarten sogar, dass es gut wäre, eine Pressemitteilung rauszugeben. Äääh, wie macht man so etwas? Zum Glück waren Profis dabei, obwohl das ihren feuchten Augen nicht anzumerken war. Zu sehr betroffen waren alle. Zusammen mit der Klinik veröffentlichten wir einige persönliche Worte. Fast überall wurden sie komplett übernommen:

Wir brauchen nach wie vor Geduld: Bevor man etwas über die Prognosen für Samuel sagen kann, müssen erst einmal die aktuellen Verletzungen heilen. Aber sein Zustand ist stabil und das freut uns. Ursprünglich dachten wir, wir könnten jeden Brief persönlich beantworten, aber inzwischen erhalten wir so viel Post, Päckchen und E-Mails, dass wir nur sporadisch antworten können. Es ist nicht allein die beeindruckende Masse, sondern auch der Inhalt, über den wir uns freuen und den wir Samuel vorlesen. Wir möchten alle wissen lassen, wie viel Kraft, Trost und Zuversicht die Worte und Anteilnahme oder ähnliche Schicksale uns geben. Wir bedanken uns für jedes Gebet. Trotz der tragischen Situation erfahren wir auch Schönes in unserem Umfeld. Wir werden Weihnachten mit der ganzen Familie im Paraplegiker-Zentrum in der Schweiz feiern. Täglich haben wir uns gefragt, wie es zu diesem tragischen Unfall kommen konnte, bei einer von Samuel zuvor Hunderte Male geprobten sportlichen Aufgabe. Doch allmählich können wir gedanklich ein wenig loslassen und erleben jeden Tag neu.

Später wurde dann Samuels Aufenthaltsort bekannt und damit kamen noch mehr Medienvertreter. Doch der penetrante Ansturm blieb aus. Reporter kamen auf uns zu, sprachen uns – behutsam! – an und ließen uns sofort wieder in Ruhe, wenn wir nichts sagen mochten. Wie froh waren wir darüber! Wir durften feststellen, dass die Sensationslust in den Hintergrund getreten ist."

Dennoch war das Medieninteresse riesig und nicht immer so respektvoll wie beschrieben. „Als man Samuel zur neurologischen Abteilung brachte, musste er an den Glastüren vorbei", berichtet mein Vater. „Just in diesem Augenblick hob er seinen rechten Arm und sagte zu mir: ‚Schau mal, was ich kann!' Für mich war das ein ungeheuer intensiver und wichtiger Augenblick. Es störte mich, dass die Journalisten das wohl sehen konnten. Wir haben dann schnell allerhand Journalisten-Tricks kennengelernt", fährt mein Vater fort. „Wir wählten jeden Tag einen anderen Weg vom Hotel, in dem uns das ZDF untergebracht hatte, zur Klinik, um ihnen aus dem Weg zu gehen."

Besonders einfallsreich war ein junger Mann, der sich mithilfe eines riesigen Blumenstraußes bis zum Eingang der Intensivstation vorgearbeitet hatte und dort angab, diesen Strauß solle er auf die dringliche Bitte von Thomas Gottschalk hin „unbedingt Samuel Koch persönlich übergeben".

Mein Vater schmunzelt, wenn er an diesen Trick denkt: „Ich möchte heute noch gerne wissen, wie viele Kameras und Mikrofone da zwischen Rosen und Blattgrün versteckt waren!"

Leider musste der forsche Rechercheur wieder abziehen, ließ aber das Blumengebinde zurück, das offensichtlich wirklich verwanzt war. „Was ihm lediglich gelang, war, ein paar Gesprächsfetzen von uns im Warteraum vor der Intensivstation aufzuzeichnen", sagt mein Vater. „Die fanden wir nämlich am nächsten Tag in einigen Medien wieder – wohl wissend, dass niemand von uns sie in einem offiziellen Interview von sich gegeben hatte.

Ab Montag waren die Zeitungsständer gefüllt mit Berichten über den Unfall. Ein seltsames Gefühl, für das es gar keine Worte gibt, wenn man seinen Sohn auf den Titelblättern sieht. Vor wenigen Tagen noch hatte ich die schönste, intensivste Vater-Sohn-Zeit mit Samuel erlebt, und dann wird in dritter Person in allen Zeitungen über ihn berichtet …"

Pressestress in Nottwil

„Aggressive Mitarbeiter deutscher Medien machen es dem Personal des Paraplegiker-Zentrums in Nottwil schwer, den Patienten Samuel Koch zu betreuen", so der Geschäftsführer Beat Villiger in einem Video-Interview eine Woche nach meinem Unfall.

Obwohl dort schon viele Spitzensportler betreut worden waren, übertraf der Rummel um mich alles, was man bisher erlebt habe, sagte Villiger in einer Pressemitteilung.

Nachdem bekannt geworden war, dass ich nach Nottwil verlegt wurde, vergingen nur wenige Stunden, bis das erste deutsche TV-Team vor der Klinik auffuhr. „Seither werden es immer mehr", klagte der Klinikchef damals.

Das Paraplegiker-Zentrum stellte einen Sicherheitsdienst auf die Beine, der die Intensivstation abschirmte. Dafür wurden Mitarbeiter aus dem Haus abgestellt, die sämtliche Angestellten kannten. Damit wollte man verhindern, dass unbemerkt Journalisten auf die Intensivstation gelangten. Meine Eltern waren abgeschirmt und sehr dankbar für die Sicherheitsmaßnahmen der Klinik. Ich dagegen war die erste Zeit so isoliert und von Medikamenten benebelt, dass ich von nichts eine Ahnung hatte.

„Nur Unterhaltung"

Mein Papa erzählt: „Die Berichte in der dritten Person, die Spekulationen und Fehlinterpretationen führten uns zu dem Wunsch, mit der Presse direkt Kontakt aufzunehmen. Aber wen sollten wir aussuchen, um das in Worte zu fassen, was wir sagen wollten? Da war doch ein handgeschriebener Brief von einem Journalisten in all der Post gewesen ... Wir haben den tatsächlich mit Tinte handgeschriebenen Brief herausgesucht und die angegebene Telefonnummer gewählt. An Stimme und Stimmlage des Journalisten, Wortwahl und Zurückhaltung merkte ich, dass die Worte in dem Brief keine Hülsen gewesen waren. Die Anteilnahme war echt – wie sich später herausstellte, kein Wunder: Wer den schwerkranken Vater bis zum Tod pflegt, weiß, wie es ist, mit Leid umzugehen. Die gegenseitige Sympathie ließ uns offen über Samuel und das Erlebte erzählen. Wir luden den Journalisten mal nach Hause, mal nach Nottwil ein und telefonierten viel. Das Ganze mündete in einem mehrseitigen Artikel im *Stern*."

Irgendwann war ich so weit, mich auch selbst zu Wort zu melden. Nach einiger Überlegung und Beratung, welches Medium dafür am besten geeignet wäre, stimmte ich schließlich einem Interview mit der *Bild am Sonntag* und etwas später meinem ersten Fernsehauftritt mit Peter Hahne zu.

Peter Hahne kam mit seinem Kamerateam nach Nottwil in die Klinik, auf deren Dach dann das Interview stattfand. Zwei Stunden dauerte das Vorgespräch mit ihm, und ich erklärte ihm, was ich sagen wollte und sagen konnte. Wir sprachen auch eine Reihenfolge der Fragen ab. Letztlich lief das Interview anders, als wir es im Vorgespräch strukturiert hatten. Fragen zu wichtigen Themen gingen unter, und die als Schlusspunkt vorgesehene Frage kam schon als zweite. Somit wurde das Interview sehr spontan und improvisiert, was ich grundsätzlich nicht schlecht finde. Allerdings war die im Vorgespräch gewonnene Sicherheit damit dahin.

Im Dezember 2011 war ich zur Sendung „Menschen 2011" mit Hape Kerkeling eingeladen. Auch dort bemerkte ich, dass so ein Vorgespräch wohl eher zur Beruhigung des Gesprächspartners dient. Eines meiner Anliegen für die Sendung war, dass ich gern darauf aufmerksam machen wollte, dass nicht nur ein gewisser Samuel Koch im Rollstuhl sitzt, sondern auch Tausende von anderen Leuten Leid erdulden müssen. Zum Beispiel Opfer des Erdbebens in Haiti, denen buchstäblich das Dach über dem Kopf zusammengefallen ist und die, wenn sie die Katastrophe denn überlebt haben, jetzt vielleicht ebenso im Rollstuhl ihr Leben fristen wie ich. Oder nein, nicht wie ich! Keiner von denen hat wohl einen solchen Luxus-Rollstuhl unter dem Hintern und erfährt so viel Zuwendung und Förderung wie ich.

Es war und ist mir wichtig, dass man sich nicht nur auf meinen Fall konzentriert, nur weil der eben medienwirksam geschehen ist, sondern auf all die vielen anderen Menschen hinweist, denen es ebenso oder noch viel schlechter geht und die Mitgefühl, Hilfe und Unterstützung brauchen.

Auch an einem anderen Beispiel hätte ich gern mal deutlich gemacht, was mir am Herzen lag: die Wahrnehmung von

Querschnittgelähmten in Deutschland, mitten in unserer Gesellschaft. Ihr Problem ist, dass Querschnittlähmungen in Deutschland weitaus weniger öffentliche Aufmerksamkeit und damit Unterstützung erfahren, als das etwa in der Schweiz der Fall ist.

Guido Zech, den Gründungsvater des Schweizer Paraplegiker-Zentrums in Nottwil, habe ich auch persönlich kennengelernt. Er war lange Jahre Chefarzt, Direktor und Präsident der Schweizer Paraplegiker-Stiftung. Er hat sein ganzes Leben den Querschnittgelähmten gewidmet. Auch seine Angewohnheit, sich auf ein Bein zu knien, wenn er einem Menschen im Rollstuhl begegnet, um mit ihm auf Augenhöhe zu sein, ist beeindruckend. Jedem Fußgänger unter den Mitarbeitern des Zentrums hat er nahegelegt, nicht den Lift zu benutzen. Seine Begründung: „Wir können laufen, ein Rollstuhlfahrer braucht die Aufzüge nötiger als wir!" Am Haupteingang der Klinik steht der Leitsatz: „Wie hätten Sie es gern, wenn …?"

Der Erfolg seines Einsatzes für die Anliegen und die Rehabilitation von Querschnittgelähmten ist eindrucksvoll. Die Schweizer Stiftung zählt bald zwei Millionen fördernde Mitglieder bei einer Gesamtbevölkerung von fast 8 Millionen Menschen in der Schweiz! In Deutschland hat die entsprechende Stiftung gerade mal 60.000 Mitglieder – bei einer Einwohnerzahl von 82 Millionen Bundesbürgern. So ein Thema hätte ich im Gespräch mit Hape Kerkeling zumindest gern mal gestreift.

Natürlich weiß ich, dass eine solche Sendung kein Podium für Weltverbesserungs-Appelle ist. Aber wenigstens einen Einblick in die Gedanken, die mich neben meiner eigenen Rehabilitation beschäftigten, sollten die Zuschauer gerne mitbekommen. Doch Hape Kerkeling und ich waren wohl beide gleichermaßen nervös. Themen wie Rollenangebote, die ich nicht bekommen habe oder Bücher, die ich nicht gelesen hatte, traten in den Vordergrund.

Als das Interview mit Hape Kerkeling im Saal vor Publikum aufgezeichnet war, rollte ich etwas irritiert in die Garderobe zurück. *Da ist wohl was schiefgelaufen.* Aber was konnte ich jetzt noch tun?

Nun gut, es war ja eine Aufzeichnung gewesen – zwar mit Publikum in der Halle, aber eben nicht live. Warum also nicht einfach die ganze Nummer noch mal abdrehen? Doch das war leider nicht möglich.

Am Ende sagte einer der Redakteure einen Satz, der die Realität des Fernsehens wohl am besten beschreibt: „Samuel, schau, das hier ist nur Unterhaltung. Da passen schwere Themen nicht rein. Das Ganze ist doch gut gelaufen! Die Menschen da draußen bewundern dich und nehmen Anteil an deinem Schicksal. Was willst du mehr?"

Märchenstunde

Wenn ich mir heute im Nachhinein den Umgang mit bestimmten Fernsehformaten, Zeitschriften und Zeitungen anschaue, bin ich ziemlich ernüchtert. Oder besser gesagt: Ich habe mittlerweile besser begriffen, wie die Medien funktionieren. Was sie von mir und meiner Familie wollen. Und welche Themen sie annehmen und verbreiten wollen – und welche nicht. Ich musste lernen, dass manchen Leuten ganz andere Dinge wichtig sind als mir.

Selbst klare Vereinbarungen, dass das, was über mich veröffentlicht werden sollte, noch von mir gegenzulesen und eventuell zu ergänzen ist, sind nicht komplett eingehalten worden. Manchmal bekam ich um 18:30 Uhr einen Text, für den der Redaktionsschluss mit 19:00 Uhr angegeben war. Aber Korrekturen und Bemerkungen in einen Text schreiben, wenn man buchstäblich keinen Finger rühren kann und zufällig auch niemand da ist, der das in einer so kurzen Frist erledigen kann, ist etwas schwierig.

Wirklich falsche Informationen haben aber eher die „Abschreiber" produziert, die ihre Artikel einfach aus anderen Meldungen zusammenbastelten. So landeten manchmal Dinge in solchen Berichten über mich, von denen ich selbst noch nichts gehört hatte oder die schlichtweg nicht stimmten. Ein schönes Beispiel ist das Thema „Samuel Koch und die Frauen". Wie sieht es bei mir in

Sachen Liebe aus? Diese Frage hat sich natürlich kaum ein Reporter verkniffen, aber ich habe sie wohlweislich nie wirklich beantwortet – ich wusste es nämlich selbst nicht so genau.

Eine Zeitung brachte eine rührselige Story darüber, dass ich nach dem Unfall mit meiner Freundin Schluss gemacht hätte, um ihr den Weg für eine neue Beziehung mit einem gesunden Mann frei zu machen. Die Geschichte hatte nur einen minimalen Fehler: Sie stimmte nicht. Denn ich war weder vor noch während des Auftritts bei „Wetten, dass..?" liiert.

Flüchtiges Medium

Das Fernsehen, das wurde mir klar, ist ein sehr flüchtiges Medium. „Das versendet sich!" – den Satz habe ich gehört, als ich mit einem Kamerateam vom Fernsehen arbeitete und eigentlich das tun wollte, was ich vom Film her kenne: So lange um die beste Szene, die treffendste Aussage ringen, bis die im Kasten ist. Auch wenn man dafür fünf Anläufe braucht. Aber die gab es nicht. „Das versendet sich" heißt nämlich nichts anderes als: Fernsehen ist Kunst in der Zeit. Der emotionale Eindruck zählt. Und wenn mal was nicht optimal gelaufen sein sollte – nicht schlimm. Ist sowieso spätestens nach drei Minuten wieder vergessen!

Viele Fernsehleute machen es sich ein bisschen einfacher, als ich das vom Film her kenne. Die schon zitierte Aussage: „Das ist doch nur Unterhaltung! Da passen schwere Themen nicht rein!" geht mir nicht mehr aus dem Kopf. Genau so ist es. Und was habe ich eigentlich mit meiner Teilnahme bei „Wetten, dass..?" schon anderes geboten? Auch da ging es doch erst einmal um die Sensation für die Zuschauer, um Nervenkitzel für drei Minuten. Vielleicht war mein ursprünglicher Wunsch einfach vermessen gewesen, im Gespräch mit Michelle Hunziker und Thomas Gottschalk etwas Tiefgründigeres loszuwerden. Das hätte ich ja auf jeden Fall versucht. Wenn ich mir nicht vorher das Genick gebrochen hätte.

Nein, eine Samstagabendshow ist wohl nicht das Medium, das für die Offenbarung tieferer Einsichten geeignet ist. Bewegte Bilder, dramatische Musikuntermalung, sparsame Texte – gut und schön, für den Moment.

Die meisten Redakteure der Medien, die über mich berichtet haben, taten das nach meiner Einsicht bislang professionell. Der größte Teil von ihnen hat sauber recherchiert, sie haben verschiedene Quellen benutzt, sie haben die Fakten nicht allzu sehr durcheinandergebracht, sie waren nicht tendenziös in ihrer Berichterstattung. Aber es gab auch Negativbeispiele.

„Es gibt Journalisten, die kennen den Unterschied zwischen Bronchitis und Lungenkrebs nicht!", merkt meine Mutter dazu an. „Manche Medienleute schienen trotz ihrer Recherchen wirklich keine Ahnung zu haben, mit welcher Art von Problemen Samuel sich herumschlägt!"

Das stimmt. Es besteht ein Riesenunterschied zwischen einem Paraplegiker, der ab dem Bauchnabel abwärts gelähmt ist, aber oberhalb davon noch seine volle Bewegungsfähigkeit hat, und einem Tetraplegiker wie mir. Ich kann nicht selbstständig sitzen. Ich kann keine Hand rühren. Ich kann nicht selbst essen und nicht selbst trinken, nicht mal das Telefon abnehmen. Wer dagegen ab dem Lendenwirbelbereich gelähmt ist, kann sich ohne Probleme die Nase schnäuzen, die Zähne putzen oder jemanden in den Arm nehmen. Was würde ich darum geben, wenn ich das könnte!

Seit ich hin und wieder im Interesse der Öffentlichkeit stehe, fallen mir so einige Dinge ganz anders auf. Es gibt natürlich immer Themen, die mir zwar manchmal lustig, aber sinnarm erscheinen – Klatsch und Tratsch, Voyeurismus oder Neid gehören für mich dazu. Gleichzeitig gibt es durchaus Reportagen, Berichte und Talkshows, in denen wirklich tief gehende Fragen erörtert werden und den Geschichten von Menschen Raum und Zeit gegeben wird, um sich zu entfalten. Solche Sendungen bleiben hängen und bewirken im besten Fall etwas Positives bei denen, die sie anschauen.

Meine Geschichte wurde bisher oft von der Klatsch- und Tratsch-Abteilung aufgegriffen. Das hat sicher seine Berechtigung, aber manchmal staune ich schon ein bisschen über die Ausrichtung der Fragen, die mir gestellt werden.

Ich will das an einem Beispiel veranschaulichen: Wenn mir oder meiner Familie ein Journalist ein Mikrofon vor die Nase hält und wissen will, was es bei uns an Weihnachten zu essen gibt – da frage ich mich schon, ob das überhaupt jemanden interessiert, und wenn ja, warum.

Wunsch und Wirklichkeit

„Wer weiß schon wirklich, wie es Samuel geht?", fragt sich meine Mutter. Und damit stellt sie eine wichtige Frage. „Wir haben immer wieder das Gefühl, dass es Samuel nach der Auffassung bestimmter Medien einfach nicht schlecht gehen *darf*!"

Natürlich gibt es immer wieder kleine, mühsam errungene Mini-Erfolge, die manche unter dem Begriff „Fortschritte" verbuchen würden. Schließlich musste ich vor einem Jahr noch beatmet werden; das ist heute nicht mehr nötig. Ich kann meinen Kopf selbstständig aufrecht halten, ich kann mithilfe meiner Schultermuskulatur meinen rechten Arm so weit bewegen, dass ich damit einen Elektrorollstuhl bedienen kann. Das alles ist wahr. Doch wahr ist ebenso, dass ich immer wieder Rückschläge erlebe und dass ich vor allem so gut wie alle Dinge nach wie vor *nicht* tun kann.

In einer Sendung mit einem bekannten Showmaster sollte ich im Fernsehen auftreten. Der elektrische Rollstuhl, in dem ich normalerweise sitze, wenn ich mich halbwegs eigenständig fortbewegen will, ist groß und klobig. Die Redaktion der TV-Sendung hätte es schöner gefunden, wenn ich einen kleineren mechanischen Rollstuhl benutzt hätte, damit man mehr Mensch als Maschine sieht.

„Die Redaktion wollte ihn regelrecht dazu überreden!", erinnert sich meine Mutter. „Ich habe mich immer gefragt, warum. Bis ich drauf gekommen bin!"

Was ist der Grund für solche Ideen, die mit meiner Lebensrealität wenig zu tun haben?

„Die Leute *wollen* einfach, dass es Samuel wieder gut geht!", sagt meine Mutter. Ihre These lautet: Ich spiele seit meinem Unfall eine Rolle im kollektiven Bewusstsein der Fernseh-Nation. Ein netter Junge, durch einen tragischen Unfall aus dem normalen Leben gerissen, der nun heldenhaft darum kämpft, seine Lage zu meistern, und der vielleicht sogar sein Leben in Teilen wieder zurückerobern kann. Und als Beweis, wie ihm das stückchenweise gelingt, wollen wir den guten Samuel doch bitteschön in unserer Show am besten nur in dem leichten Rollstuhl sehen. Der große sieht zu sehr nach Tragödie aus …

Schöne Geschichte, oder?

Die hat nur einen Haken: Auch sie stimmt nur bedingt. Denn diese Version der TV-Wahrheit blendet die Frustration, Kämpfe und Rückschläge aus. Die Sorge, die mich immer wieder überfällt, dass alles so bleiben könnte, wie es jetzt ist. Meine Unselbstständigkeit, mein Ringen um jede Muskelfaser, die ich jeden Tag wieder neu aktivieren muss. Keine schöne Geschichte?

Jedenfalls nicht für die meisten Showformate im Fernsehen. „Samuel ist bei solchen Anfragen wie der mit dem Rollstuhl sehr beeinflussbar", erklärt meine Mutter. „Ganz einfach schon deshalb, weil es seinem eigenen Wunsch entspricht: Er selbst würde natürlich auch am liebsten deutliche Fortschritte sehen. Und auch er möchte möglichst wenig Maschine um sich herum, dafür viel Manuelles!"

Doch so ist es nun mal nicht. Ich habe keine tollen Fortschritte vorzuweisen. Vielleicht ist es wirklich so, wie ein Freund mir neulich sehr dick aufgetragen sagte: „Samuel, du bist im Augenblick zum Hoffnungsträger der Nation verdammt. Wahrscheinlich will niemand sehen, dass es dir auch mal richtig Scheiße geht. Aber da musst du jetzt durch!"

Mir liegt auch gar nichts daran, in der Öffentlichkeit rumzu-
jammern, wie schlecht es mir geht. Selbstmitleid macht mir nur
selten Spaß. Unehrlichkeit aber auch.

Die Schwierigkeit, sich Gehör zu verschaffen

Immer wieder merke ich, dass ich meine Anliegen und Wünsche
sehr massiv vorbringen muss, damit sie nicht einfach unterge-
hen. Ich bin nicht sicher, ob mir solche Dinge früher nur nicht so
aufgefallen sind, weil ich das meiste selbst machen konnte, oder
ob ich jetzt tatsächlich weniger gehört werde. Aber es ist definitiv so, dass meine Äußerungen anscheinend oft nur als eine Art
Vorschlag ankommen, den man nach Gutdünken beachten oder
unter den Tisch fallen lassen kann.

Mir wäre es lieber, die Leute würden in solchen Augenblicken
mit mir sprechen. Doch anscheinend werde ich im Sitzen nicht
mehr so ganz für voll genommen. Wenn man im Rollstuhl sitzt,
wird häufig über einen hinweggesprochen. Auch die Ärzte sprachen bei der Visite in meinem Beisein oft mit meinen Eltern über
mich statt mit mir. Irgendwann gingen meine Eltern dazu über,
sich in solchen Momenten demonstrativ abzuwenden, damit
man mit mir direkt redete.

Dieses Phänomen ist mir seitdem oft begegnet. Selbst die Leute
in meiner Umgebung, die ja alles für mich machen müssen, gehen nach einer Weile scheinbar automatisch dazu über, auch für
mich zu entscheiden.

So eine Situation fiel auch einem Journalisten der Nachrich-
tenagentur dpa auf, der in einem Bericht über „Menschen 2011"
schrieb: „Als sich alle Teilnehmer der ZDF-Sendung zum Schluss
zu einem gemeinsamen Foto versammeln sollen, steht Samuel
Koch im Flur, eine blonde junge Frau steht hinter seinem Rollstuhl. Ein Mitarbeiter ruft ihr über Samuels Kopf hinweg zu: ‚Wir
brauchen den Samuel noch mal.' Samuel selbst spricht er gar
nicht erst an."

Ein anderes Beispiel: Für die Schweizer „Gesundheitssprechstunde" sagte ich meine Mitwirkung zu, als es darum ging, ein Porträt der Klinik in Nottwil zu drehen. Die Voraussetzungen waren zwischen dem Team, der Klinik und mir glasklar geregelt: Ich sollte bestimmen dürfen, welche Szenen letztlich in den Film hineinkommen würden und welche nicht. Die Abstimmung sollte stets über mich laufen.

Ich lag während der Pflege halbnackt im Bett, da wurde ohne Absprache, geschweige denn mit meiner Erlaubnis, durchs Fenster herein gefilmt. Die Ärzte, die das mitbekamen, sagten: „Das geht gar nicht!"

Es ist klar, dass ich in einem Film, der die Möglichkeiten der Klinik und meinen Therapiealltag beleuchten soll, nicht nur den Strahlemann mime, aber das war mir dann doch ein etwas zu tiefer Einblick!

Auch eine andere Szene, die mich bei der Wassertherapie zeigte, wurde gegen meinen ausdrücklichen Willen mit verarbeitet, obwohl es eine ganze Reihe weiterer Aufnahmen von dieser Therapie gab, die genauso aussagekräftig waren, aber mein persönliches Empfinden weniger gestört hätten.

Mein Vater und ich haben die Ausstrahlung zusammen angeguckt. Wir waren total entsetzt und dachten erst, das wäre ein Rohschnitt, der versehentlich über den Sender gelaufen war.

Der Schweizer Regisseur, der die beschriebene Szene durchs Fenster mit aufgenommen hatte, wusste als Erklärung zu liefern: „Ich fand das so schön, wie der Zug im Spiegelbild des Fensters draußen vorbeifährt!"

Ich sagte ihm, dass ich eigentlich nicht möchte, dass diese Szene im Film zu sehen ist. Interessant war die Frage, die er mir daraufhin stellte: „Was würdest du tun, wenn ich sie trotzdem drinlassen würde?"

Meine Antwort lautete ungefähr: „Na ja, ich wäre schon sauer. Aber irgendwann würde ich mich auch wieder einkriegen."

Das genügte anscheinend als Einverständnis, denn die Szenen blieben drin.

Ja, ich habe mich dann wieder eingekriegt und mag den Mann immer noch gern. Aber es macht mich doch nachdenklich, dass ich anscheinend nicht gehört werde, wenn ich nicht auf den Tisch haue und mich massiv durchsetze. Dabei ist das gar nicht meine Art. Aber vielleicht steckt eine Lernaufgabe für mich drin: Freundlich, aber unnachgiebig sagen, was ich will.

Wenn es schon mir so geht, der ich durch die Öffentlichkeit meines Unfalls ja doch recht viel Aufmerksamkeit bekomme, wie muss es erst für diejenigen sein, die in einer ähnlichen Lage sind wie ich und denen noch weitaus weniger zugehört wird?

Übrigens: Als der Sender RTL später Material aus diesem Film verwenden wollte, ging die Redaktion jede einzelne Szene akribisch mit mir durch. Ich sagte, welche ich auf keinen Fall mehr gesendet sehen wollte, und RTL hat sich ohne Zickereien und Tricks daran gehalten. Danke!

Im Großen und Ganzen kann ich mich nicht beklagen. In der Berichterstattung der Medien komme ich ganz gut weg. Manchmal scheint man mich sogar durch eine Art rosarote Brille zu betrachten.

Ich bin nicht der Einzige

Mein erstes TV-Interview mit Peter Hahne schlug hohe Wellen. Die BILD stieg ein und fragte nach, ob sie mich für die Seite 1 interviewen dürften. Unter einer Bedingung sagte ich zu: Ich hatte wenig Lust darauf, oben meinen Namen zu lesen – und knapp darunter ein Bild von einer hübschen, aber dürftig bekleideten Frau zu erblicken, die unter anderem erzählt, wie ihre sexuellen Vorlieben aussehen. Ich würde also nur mit der BILD arbeiten, wenn die Nackte auf Seite 1 wegfiel.

Zu meiner Überraschung hat die Redaktion sich darauf eingelassen und sich auch daran gehalten. Richtig erstaunt war ich, als ich erfuhr, dass ich damit in der publizistischen Wertschätzung sozusagen in einer Reihe mit dem Papst oder Angela Merkel stand, die bisher die Einzigen waren, bei denen bei einer Seite-1-Geschichte auf die nackten Tatsachen verzichtet wurde.

Natürlich haben Reporter das Problem, dass sie ihre Geschichten verkaufen müssen – und das geht nur über Aufmerksamkeit. Und die erregt man unter anderem durch Verkürzung.

So kam es dann wohl, dass von einem mehr als einstündigen, relativ tief gehenden Gespräch mit einem Reporter über Fukushima, Atomkraft und Co. nur die Schlagzeile übrig blieb: „Samuel Koch: Ich will wieder laufen können!" Kurios ist, dass mich der Reporter nach diesem Wunsch nur in einem Nebensatz gefragt hatte.

Anfänglich fand ich solche Sachen sehr schade und habe mich sogar darüber aufgeregt, aber mittlerweile habe ich Verständnis dafür und sehe das eher gelassen.

Um auch positive Beispiele zu nennen: Die Reporter von BILD und *Bild am Sonntag* haben sich genauso wie die vom *Stern* und einige andere sehr genau an die Abmachungen gehalten, die auf meine Bitte hin getroffen wurden. Viele Journalisten waren diskret, einfühlsam und sehr entgegenkommend.

Wahrscheinlich wird jeder verstehen, wenn ich sage: Ich würde einiges darum geben, nicht im Rampenlicht zu stehen. Ich werde noch eine ganze Weile, aber hoffentlich nicht für immer „der Hallodri, der bei ‚Wetten, dass..?' verunglückt ist" sein. Nur möchte ich nicht nur darauf reduziert werden.

11. „Wie hält man das aus?"

„Wie hält man das aus?" Diese Frage prägt nach meinem Unfall fast jedes Gespräch: „Samuel, wie hält man das aus, von hundert auf null ausgebremst zu werden? Radikal alles zu verlieren, was dein Leben bisher ausgemacht hat? Wie hält man das aus, seinen Körper, für den man früher jeden Tag neu dankbar war, plötzlich gar nicht mehr zu regieren? Wie hält man das aus, wenn man nicht mehr gehen, nicht mehr stehen, nicht mehr alleine leben kann?"

Tja, wie hält man das aus? Eingesperrt in einen Körper, den ich nicht mehr fühle und in dem ich mich seit dem Unfall keinen Augenblick wohlgefühlt habe. Terrorisiert von Nackenschmerzen, die mir den Kopf zu sprengen scheinen. Ohnmächtig vor dem Verlust meiner Bewegungsfähigkeit, die so wichtig für mich war.

„Ich halte es gar nicht aus!", möchte ich manchmal herausschreien. *„Ich will wieder gehen können! Ich will wieder turnen können, Sand unter meinen Füßen spüren, jemanden umarmen, einen Spaziergang machen, mich ins Gras legen und die Hände hinter dem Kopf verschränken!"*

Irgendwann las ich das Buch „Blindgänger" von Steven Mack, einem Extremsportler, der nach einem Sturz aus 150 Metern Höhe erblindet war, aber auch heute noch auf Berge steigt. Franziska, die mir das Buch vorlas, fragte mich, ob ich lieber gelähmt oder blind sein würde. Ich dachte: *Blind sein ist auch nicht gerade schön und Leid ist subjektiv. Aber blind könnte ich versuchen, noch auf Berge zu klettern, ja sogar Ski zu fahren – das wäre toll. Dabei würde ich meinen Körper spüren. Und er würde mich spüren lassen, dass ich lebe. Doch irgendwie trifft es einen immer da, wo es am meisten wehtut.*

Manchmal habe ich einen solchen Bewegungsdrang, dass es sich wie eine Panikattacke anfühlt – wie Platzangst im eigenen Körper, der einbetoniert scheint.

Wenn mich so eine Attacke überkommt, versucht mein Verstand das sofort zu rationalisieren: „Alles ist gut, es kann gar nichts passieren, ich bin versorgt – wenn ich rufe, kommt jemand." Doch trotzdem schüttelt es mich, und ich würde mich im Bett hin und her wälzen, wenn ich es könnte. Alle Versuche, mich zu beruhigen, funktionieren nicht, und ich kann dann nur abwarten, bis der Tag kommt und ich abgelenkt bin.

„Dein Wille geschehe …"

Von einem Freund wurde ich kurz nach dem Unfall gefragt: „Samuel, kannst du eigentlich noch das ‚Vaterunser' beten?"

„Warum sollte ich nicht?", antwortete ich.

„Na ja", erwiderte mein Freund. „Wie ist es denn mit dem Satz: *Dein Wille geschehe* – kannst du das noch so unterschreiben?"

Ja, das ist ein Konflikt, der mich beschäftigt. Ich hatte das ganze „Wetten, dass..?"-Projekt von Anfang an bewusst unter Gottes Regie gestellt. Vorher hatte ich hinterfragt, ob ich mich da wirklich zum Affen machen soll, und dann habe ich festgestellt, dass eigentlich nichts dagegenspricht: „Warum eigentlich nicht? Das ist eine spaßige Sache, du bekommst einen Haufen Geld, das du gut gebrauchen kannst, und vielleicht kannst du noch ein paar nette Worte an die Zuschauer richten."

Objektiv sprach also nichts dagegen – ich hatte lediglich kein gutes Gefühl dabei. Stets hatte ich versucht, mich nicht zu sehr von Gefühlen leiten zu lassen, sondern rational zu entscheiden. Doch diesmal hätte ich auf mein Gefühl hören sollen …

Ich habe wegen dieser Frage viel gebetet und auch meine christlichen Freunde befragt, was sie davon halten. Von allen Seiten bekam ich die Rückmeldung: „Wenn du diese Gelegenheit hast, nutze sie!"

Ich habe für mich selbst noch ein bisschen mehr hineininterpretiert: *Gott hat bestimmt nichts dagegen, dass ich das mache.*

Ein Freund erinnert sich an ein gemeinsames Gebet, bei dem es um die Frage gegangen war, ob ich bei „Wetten, dass..?" mitmachen sollte und wenn ja, was ich dort sagen würde: „Nach dem Gebet habe ich Samuel ermutigt, zu sehen, was nach der Sendung noch kommt und was vielleicht der weitere Blick Gottes in seiner Frage ist. Der Unfall war nicht die Antwort, die wir erwartet haben."

Veränderungen

Gottes Wege sind unergründlich, klar. Aber irgendwie kann ich mir nicht vorstellen, dass er mir einen Rollstuhl verpassen *wollte*.

In einem Interview wurde ich gefragt, ob ich auf Gott sauer wäre. „Auf ihn?", antwortete ich. „Wenn ich sauer sein sollte, dann wohl eher auf mich selbst!" Es gab ja wie geschildert genügend Momente, in denen ich daran gezweifelt habe, ob ich überhaupt auftreten sollte, doch ich hatte sie ignoriert.

Die Art, wie ich mit Gott über meine Lage, meine Sorgen und Wünsche spreche, hat sich im Lauf der Monate immer wieder verändert.

Am Anfang war es so, dass ich die Realität ein Stück weit ausgeblendet habe. Ich wollte meine Situation einfach nicht wahrhaben. In den ersten Monaten war es vor allem ein schlichtes Gebet, das ich immer und immer wieder zum Himmel sandte: *Bitte, ich will wieder auf die Beine kommen. Ich will mein altes Leben zurück.*

Da sprach eine ziemlich naive Haltung aus mir. Rückblickend war ich total fixiert auf meine Sicht der Dinge: *Ich kenne doch solche Verletzungen, das wird alles wieder. Das ist zwar nett mit dem Rolli, aber ich brauche wirklich keinen, danke!*

Der Wandel in meinem Denken brauchte Zeit. Ein wichtiges Mittel, um mich mit der Wirklichkeit meiner neuen Lebensform zu konfrontieren, war Stille, der ich mich immer wieder bewusst aussetzte. Die Schmerzen. Die langen Nächte. Das viele Grübeln und Nachdenken. Ich konnte ja nicht weglaufen und mich nicht von meinen Gedanken ablenken.

Ich starrte an die Decke und fühlte etwas Komisches unter mir, das mein Körper sein sollte. Seitlich sah ich die beiden Hörner des Fixateurs aus meinem Kopf ragen. Da waren die sich stets wiederholenden Ankündigungen der Ärzte: „Du steckst noch im spinalen Schock, warten wir mal zwei Wochen, vier Wochen, acht Wochen, drei Monate …"

Ich wartete und hoffte. Aber als einige Monate vergangen waren, ohne dass irgendetwas Signifikantes geschehen war, merkte ich: „Hier läuft etwas nicht so, wie ich es mir erhofft habe."

Da begannen meine Diskussionen mit Gott. Langsam dämmerte mir, wie es wirklich um mich stand und dass ich aus dieser Nummer eventuell nicht glimpflich rauskommen würde. Von da an begann sich mein Gebetstenor zu verändern. Ich flehte zwar weiterhin um Linderung der Schmerzen, um eine Besserung, um Heilung oder irgend so etwas.

Aber mit der Zeit sickerten immer mehr Einsichten in mein Denken. Irgendwann wurde mir bewusst, dass ich mein ganzes Herzblut in meine Wiederherstellung steckte: „Ich denke an nichts anderes mehr. Tagein, tagaus bitte ich nur darum, geheilt zu werden, statt offen zu sein und mich auf andere gedankliche Wege einzulassen."

Eines Morgens machte mich der Bibeltext der Tageslosung hellhörig. Die sogenannten „Herrnhuter Losungen" bestehen aus kurzen Bibeltexten des Alten und des Neuen Testamentes. Seit 1731 wird durch Auslosen jeweils ein Text für jeden Tag ausgesucht. Die Losungen werden weltweit von Christen aller Konfessionen gelesen. Jeden Tag zum Frühstück habe ich mir diese Tageslosung vorlesen lassen, und eines Tages kam der Vers: „Denn wo dein Schatz ist, da ist auch dein Herz" (Matthäus 6, 21). Ich verstehe das so: Das, womit man die meiste Zeit verbringt und in das man das meiste Herzblut investiert, worum die Gedanken am häufigsten oder intensivsten kreisen, darüber definiert man sich. Das ist der „Schatz", das Wichtigste im Leben, um das alles kreist.

Eine richtige kleine Glühlampe ging über meinem Kopf an. Was machte ich da eigentlich? War meine körperliche Wiederherstellung das wichtigste und einzige Thema für mich? Und sollte das vielleicht nicht so sein? Verfolgte Gott vielleicht einen anderen Plan, und wenn ja, wie sah der aus?

Wenn ich so über mein bisheriges Leben nachdachte, hatte vieles besser funktioniert als erwartet. Mich hatten immer wieder Leute gefragt: „Wie kommt es eigentlich, dass du so viel Glück hast und dir so vieles gelingt?" Tatsächlich war mir alles Mögliche zugefallen, und anderes hatte weitaus besser geklappt, als ich je zu hoffen gewagt hatte. Doch es war wohl eher so, dass Gottes Pläne immer ein bisschen besser gewesen waren als meine eigenen. Konnte das auch jetzt noch so sein, in dieser Extremsituation?

Ich begann meine Lage genauer zu analysieren und mich zu fragen, was mir das alles sagen sollte.

Ich glaube nicht, dass es Zufälle gibt. Und deshalb glaube ich auch nicht, dass dieser Unfall einfach so passiert ist, weil so etwas nun mal passiert.

Früher bin ich oft wie selbstverständlich davon ausgegangen, dass Gott auf mich aufpasst und mir schon nichts Schlimmes passieren würde. Inzwischen ist mir klar geworden, dass die Sache so nicht läuft. Jeden Tag geschehen Leuten schlimme Sachen. Jeden Tag gibt es allein in Deutschland 5 neue Querschnittgelähmte, und Gott verhindert das nicht. Vielleicht verfolgt er damit sogar ein bestimmtes Ziel; vielleicht stimmt es auch, was in der Bibel steht: „Denen, die Gott lieben, müssen alle Dinge zum Besten dienen." (Römer 8,28). Das verstehe ich so, dass Gott auch aus schlechten Ereignissen letztlich etwas Gutes machen kann.

Wie das in meinem Fall aussehen soll, weiß ich allerdings nicht. Ich bin immer noch mit Gott darüber im Gespräch und habe noch keine richtig zu Ende gedachten Antworten auf die Frage nach dem „Warum?", oder besser: „Wozu?"

Ein Freund und Mitarbeiter der Klinik in Nottwil:

Als ich zu Samuel auf die Intensivstation kam, hat er gesagt: „Guten Tag, bitte erzählen Sie mir doch was aus Ihrem Leben!" So etwas habe ich noch nie bei einem Patienten erlebt.

Von Anfang an spürte ich bei ihm ein Geheimnis. Er hat etwas ganz außergewöhnlich Sanftes, Edles an sich, in seinen Augen ist enorm viel Licht und Wärme, sehr viel Charme und Respekt und stets eine starke Anteilnahme am Gegenüber. Ich habe einen Sohn, der Autist ist. Von ihm habe ich nur am Rande erzählt. Was mich sehr berührt hat: Samuel war immer daran interessiert, wie es meinem Sohn geht. Er hat stark an meinen Sorgen teilgenommen und mir oft Kraft gegeben.

Samuel war auf erfrischende Weise nicht einzuordnen und er war bei aller Höflichkeit auch irgendwie nicht folgsam. Seine innere Autonomie ist bewundernswert. Diese innere Unabhängigkeit hilft ihm – auch wenn er massiv vom Schicksal in die Knie gezwungen wurde.

Er weiß, dass er getragen ist von etwas, das größer ist als er selbst. Er ist begründet in einem Selbstbewusstsein, das weiß, dass man sich nicht begründen muss. Es ist eine gewisse Aura von Zuversicht und Gelassenheit um ihn. Das erklärt, warum man sich nach einem Besuch bei ihm eher stärker fühlt als vorher.

Samuel hat hart damit gerungen, sein Schicksal anzunehmen. Das war auch mit einem leisen Empören verbunden, warum gerade ihn das getroffen hat. Ich habe mich bemüht, ihm zu vermitteln, dass auch der Zorn ein wichtiger Teil des Verarbeitungsprozesses ist. Dass man sich nicht überall unterwerfen und in alles einwilligen muss – die Kraft dazu ist in ihm immer weiter gewachsen. Die Frage: „Warum ist mir das geschehen?" hat ihn stark beschäftigt. Denn es geht dabei ja um existenzielle Dimensionen. Denen hat sich Samuel gestellt.

Er hatte das Leben bislang von der Sonnenseite erlebt und es mit großer Kraft durchschritten. Nun war Unfassbares geschehen. Durch den Unfall wurde alles, was vorher war, enorm relativiert. Auch mit der verlorenen Hoffnung musste er umgehen lernen. Was für ihn etwas ganz Neues war: Er war erstmals konfrontiert mit den Abgründen des Lebens. Dunkelheit, Verlassenheit, Sinnlosigkeit, Mächte des Bösen. Er musste sich auf einen ganz neuen Weg machen. Wir versuchten, dem Unfassbaren eine Form, eine Kontur zu geben. Er war immer bemüht, diese Seiten Schritt für Schritt in sein neues Leben zu integrieren. Und er hat dabei nie aufgegeben. Diese Themen werden ihn begleiten, und er wird sie bewältigen. Wie er das tut, ist einfach faszinierend!

Der Gott der Bewegung

Früher bin ich schon fast durchgedreht, wenn ich mal wenige Tage ohne Bewegung auskommen musste. Wenn ich nicht trainieren konnte, zum Beispiel auf Klassenfahrt, im Bundeswehr-Biwak oder wenn die Arbeit es nicht zuließ, fühlte ich mich wie ein Löwe im Käfig. Das Mindeste, das ich dann tat, war improvisiertes Training, zur Not auf dem Boden neben meinem Bett in der Jugendherberge: Winkelstütz, Stützwaagen, Handstandakrobatik, Spannungsübungen und viele Dehnübungen. Das war das Minimalprogramm, das ich brauchte, um nach bewegungsarmen Tagen keinen Koller zu bekommen. Bewegung war meine Medizin für alles. Wenn ein Tag mal mies lief, stellte ich mich abends eben in der Turnhalle aufs Trampolin, und schon war der Abend gerettet.

Schon früher musste ich mich daher manchmal fragen: *Samuel, sei ehrlich, ist dir Sport das Wichtigste? Steht die Bewegung, das Turnen in deinem Leben an erster Stelle? Bist du vielleicht sportsüchtig?*

War Bewegung mein Lebenssinn, so wie das bei anderen ein Auto oder eine schöne Frau ist, die aber von einem auf den anderen Tag weg sein können? Was bleibt dann vom Leben?

Habe ich mich zu stark durch meinen Sport definiert? Oder bin ich vielleicht auch vor manchen Dingen weggeturnt, habe mich Sinnfragen durch Sport und Bewegung entzogen oder sie durch ständige Aktivitäten verdrängt?

Ich habe lange und viel darüber nachgedacht und mir die Frage gestellt: Könnte ich ohne Sport leben, und was wäre dann? Wer bin ich dann?

Noch vor dem Unfall habe ich mich mit mir selbst und Gott geeinigt: Nein, ich brauche den Sport nicht zum Leben, aber er ist eine Leidenschaft, die mir mit auf den Weg gegeben worden ist. Für eine Sache Leidenschaft zu empfinden ist etwas Gutes, und Begabungen und Talente verantwortungsvoll weiterzuentwickeln und sinnvoll einzusetzen ebenfalls. Das wollte ich mit meinem Sport tun.

Diese Frage, was mich definiert, bekam nach dem Unfall eine ganz neue Brisanz. Denn nun bin ich nicht mehr Samuel, der Turner, der Chaot, der Sportler, der, dem alles gelingt, was er anpackt, sondern ich bin reduziert auf den Menschen, den der Unfall von mir übrig gelassen hat.

Ich kann diese Frage nicht abschließend beantworten. Einerseits wird mir langsam immer klarer, dass mein Leben nicht vorbei ist, auch wenn ich mich nicht mehr rühren kann. Schon früh und auch schon vor dem Unfall war mir klar: Meine Bewegungsfähigkeit ist nicht das, was mich im Innersten ausmacht, kann nicht das sein, was meinen Wert bestimmt. Wertbestimmend sind mit Sicherheit mein Charakter, mein Wille, mein Kopf, mein Herz, meine Gefühle, und die sind bei mir meistens noch voll da. Die kann ich nach wie vor benutzen oder sie mich.

Aber zwischen der theoretischen Erkenntnis und dem, was sie dann tatsächlich bedeutet, klafft eine gewaltige Lücke, die vor allem für mich schwer zu überbrücken ist.

Denn trotz dieses Wissens vergeht kein Tag, an dem ich Gott nicht um Heilung, um Verbesserung meiner Lage bitte. Ich möchte wieder laufen können, meine Hände bewegen; über einen funktionierenden Finger wäre ich schon froh.

Vielleicht verändern sich meine Prioritäten und meine Wünsche im Laufe der Zeit noch weiter. Aber noch bin ich nicht so weit, den Istzustand als absolut zu akzeptieren. Und das ist vielleicht auch gut so.

Abfinden, annehmen, aufgeben?

Abfinden kann und will ich mich nicht mit meinem Zustand. Auch wenn einem das die Psychologen in den Reha-Kliniken gern nahelegen. Sie halten das für wichtig, damit man als Gelähmter die veränderte Lebenssituation annehmen kann. Na klar, es hilft nichts, so zu tun, als wäre es anders – ich lebe ja jeden Tag damit, dass es so ist, wie es ist, und ich mache das Beste daraus. Aber das kann es für mich auf Dauer noch nicht gewesen sein!

Sich mit dem Status quo abzufinden und sich daran zu gewöhnen klingt für mich nach Aufgeben, und an diesem Punkt bin ich noch lange nicht.

Es bedeutet einen täglichen Kampf, sich nicht hängen zu lassen, nicht im Bett zu verschimmeln und nur noch auf das zu warten, was mit mir gemacht wird. So passiv will ich den Rest meines Lebens nicht weiterführen.

Aber parallel dazu beginnt auch eine weitere Sichtweise in mir zu wachsen. Irgendwann habe ich gesagt: „Mein Körper ist futsch und ich kann damit im Moment nichts mehr anfangen. Deshalb gebe ich ihn ab: *Hier, Gott, hast du meinen Körper, meinen Geist – ich habe keinen Plan mehr. Aber du hoffentlich schon. Mach damit, was du willst, und am liebsten sofort.*"

Kurz: „Dein Wille geschehe."

Das klingt erst einmal so ruckzuck dahergesagt – aber es war ein langer Kampf, bis ich diesen Schritt innerlich tun konnte, meinen Körper und mit ihm fast alle meine bisherigen Pläne, Wünsche und Hoffnungen für mein Leben loszulassen. Und mit einem Mal ist das auch nicht erledigt. Ich muss es immer wieder neu tun.

In der Praxis ist das unglaublich schwer umzusetzen. Wenn man sich von einem geliebten Menschen trennen muss, fällt das wahnsinnig schwer, weil es einem schier das Herz zerschneidet. Auch wenn es um zwei Arme und zwei Beine geht, wird das Loslassen zur echten Herausforderung.

In der *Welt* schrieb ein Journalist: *Von Anfang an beeindruckt Samuels ebenso intelligente wie tapfere Gefasstheit, zu der auch jene Heiterkeit gehört, die nicht mit Spaß und Lustigkeit zu verwechseln ist. Eher zählt sie zur Gattung einer fast schon schmerzhaft nüchternen Selbst- und Weltbetrachtung, die gerade aus der realistischen Lagebeurteilung einen starken Rest an Zuversicht schöpft. (…) Wir ziehen den Hut vor dem Mann und bitten um ein handfestes Wunder.*

Kann sein, dass es nach außen so wirkt, was nicht heißt, dass es immer so ist. Und selbst wenn, dann ist es ein langer Prozess, der noch längst nicht abgeschlossen ist.

Mit der Bitte um ein Wunder kann ich mich aber umso mehr identifizieren. Jeden Tag kämpfe ich von Neuem hart um meine innere Haltung. Ich bin ein lebender Widerspruch. Ja, ich leide massiv unter meinen Einschränkungen und könnte manchmal aus der Haut fahren deswegen – aber andererseits denke ich mir, wenn ich nun mal im Moment auf dieser Insel gestrandet bin, kann ich ja auch ein bisschen Spaß dabei haben und für mich und die Leute um mich herum das Beste daraus machen.

Die Fähigkeit zu lachen, vor allem über sich selbst, und auch mal in unerwarteten Momenten ein gesundes Maß an Humor an den Tag zu legen, das haben mir schon mein Vater und mein Großvater vorgelebt.

Ringelnatz hat mal gesagt: „Humor ist der Knopf, der verhindert, dass einem der Kragen platzt." Da ist viel Wahres dran. Viele Menschen in ähnlichen Situationen verstecken sich aber auch, ebenso wie ich, ein Stück weit hinter dem einen oder anderen Witz.

Damaris (Pflegefachfrau in Nottwil):

Das eigentlich Erstaunliche an Samuel war, dass er trotz der extrem schwierigen Zeit nie seinen Humor verlor. Mir fällt spontan eine Situation ein, als ich eines Morgens mit dem Frühstück ins Zimmer kam. Er konnte durch noch unwillkürliche Bewegungen der Schulter erstmals seinen linken Unterarm hochbewegen und schlug sich dabei beinahe seine Hand, die in einer harten Schiene lag, ins Gesicht. Trocken bemerkte er: „Oh, jetzt habe ich mich fast erschlagen ..." Nun lag der Unterarm neben dem Kopf, und Samuel versuchte, ihn wieder runterzukriegen. Dabei kratzte er mit der Schiene an seinem Kopf entlang. Ich fragte ihn, ob er mit Essen beginnen wolle. Die Antwort kam ebenso trocken wie die Bemerkung zuvor: „Nein, ich kann gerade nicht. Ich muss mich am Kopf kratzen."

„Jeder muss mal den Löffel abgeben!", stellte ich bei einem Stadt- und Esstraining in Luzern fest, einem Ausflug für Patienten der Klinik, bei dem das Bewältigen von Alltagshindernissen geübt wurde und bei dem ich den an meine Hand geschnallten Eislöffel verlor.

„Auf meine liebevoll gemeinte Bemerkung, dass ich froh bin, dass er den Unfall überlebt hat, habe ich von Samuel prompt die passende Antwort kassiert!", erinnert sich mein Vater. „*Ich habe das zwar überlebt, aber überlebt habe ich es noch lange nicht!*"

Die Kraftquelle

Woher ich die Kraft für meinen täglichen Kampf nehme, wurde ich im Januar 2012 in einem Gottesdienst in Hannover gefragt. Ich antwortete, dass ich das gar nicht so genau sagen kann: „Rückblickend weiß ich gar nicht, wie ich das alles überstanden habe. Aber Gott gibt Kraft für jeden einzelnen Tag."

Ich kann es meist nicht an bestimmten Ereignissen festmachen, aber irgendwie ist sie doch jeden Tag da gewesen, die Kraft, die ich brauchte.

Manchmal fragte ich mich: *Wo ist Gott eigentlich? Er lässt zu, dass ich in einer solchen Situation stecke, er hat anscheinend im Moment nicht vor, etwas daran zu ändern, und dann sagt er noch nicht einmal was?! Gibt es ihn überhaupt?*

Oder muss ich vielleicht genauer hinsehen, um Gott zu entdecken? „Wer sucht, der findet; wer anklopft, dem wird aufgetan" (Lukas 11,10).

Mit der Zeit habe ich angefangen zu sehen, dass mir in meiner miesen Lage auch viel Gutes widerfuhr: das Zwerchfell, das mich überraschend selbstständig atmen ließ, meine kinderliedersingende Mama, mein abgeklärter, liebevoller Papa; Chris und andere Freunde, die mir zur Seite standen, mein Direktor, der mir die Immatrikulation für die nächsten zwei Jahre zusicherte, ganze Schulklassen, die für mich sangen, mein klavierspielender Bruder, der Orthopäde und viele Pfleger und Schwestern, die sich als Christen outeten und mit ihren Familien für mich beteten, das herrliche Wetter, eine Kopfmassage, die Massen von alten, neuen, wiedergewonnenen, unbekannten Freunden und so weiter. Die Liste ist beinahe endlos weiterzuführen.

Die Länge dieser Dankbarkeitsliste hat mich wirklich überrascht, und es half mir immer wieder, mir all das vor Augen zu halten, auch wenn ich mich oft erst dazu motivieren musste.

Dann gab es da diese Momente, wenn ich allein auf dem Balkon saß und unerklärlich guter Laune war. In meinem reduzierten Zustand habe ich ganz neu gelernt, die Schönheit der Natur um mich herum wahrzunehmen. Die grandiosen Alpen, der See vor der Klinik, die Wiesen mit den Heidschnucken darauf – das alles schien mir auf einen kreativen und im Hinblick auf die Heidschnucken humorvollen Schöpfer hinzuweisen.

Das soll nicht heißen, dass die Welt für mich in Ordnung war, wenn ich mich auf das Gute um mich herum konzentrierte. Aber mein Tunnelblick der ersten Wochen, der nur auf meine Wiederherstellung fokussiert gewesen war, begann sich ganz langsam zu erweitern.

Irgendwie habe ich es bis hierher geschafft, ohne komplett durchzudrehen, mich aufzugeben oder zu verzweifeln. Und ich glaube, dass diese Kraft nicht aus mir selbst gekommen ist, sondern dass da jemand dahinterstecken muss, der nicht so zerbrochen, verwirrt und planlos ist wie ich.

Ich versuche zwar, mich immer wieder selbst zu motivieren, indem ich mich lieber mit schönen und hoffnungsvollen Gedanken beschäftige als mit traurigen. Aber auch diese Art von positivem Denken hat ihre Grenzen. Es ist ein bisschen wie bei Münchhausen, der sich am eigenen Schopf aus dem Sumpf zieht. Gott sei Dank muss ich etwas so Aussichtsloses nicht auch noch allein hinkriegen!

Der Pastor fragte mich im selben Gottesdienst, ob ich mein Leben auch heute noch jeden Tag als Geschenk empfinden könne. Ich antwortete: „Es ist Quatsch, dass jeder Tag ein wunderschönes Geschenk ist. Das weiß übrigens auch jeder, der nicht im Rollstuhl sitzt!"

Ob man einen Tag als Geschenk betrachten kann oder nicht, ist immer eine Frage der Perspektive. Die hat sich bei mir schon gewaltig verändert. Wenn es mir auf der Intensivstation wenigstens mal nicht schlechter ging als am Tag zuvor, war das für mich ein Geschenk. Es gab und gibt aber auch Tage, die kann ich beim besten Willen nicht rosarot sehen, und ich finde, das muss auch nicht sein.

Es gab vor allem auf der Intensivstation Momente, in denen ich dachte: *Schade eigentlich, dass ich kein Pferd bin, dann hätte man mich längst eingeschläfert oder mir den Gnadenschuss verpasst.*

Meine Mama sagt: „Es gibt Tage, an denen einfach alles schiefgeht oder Samuel einen herben Rückschlag erleidet. Dann sagt er auch mal: ‚Mama, das ist doch alles Scheiße. Hol den Tierarzt.‘"

Es ist wohl ein Prozess, in dem ich mich befinde, und ich stecke noch mittendrin.

Des Pudels Kern

Sehr spannend finde ich eine Erkenntnis, die mir erst kürzlich gekommen ist, als ich mich mit der Frage auseinandergesetzt habe, was an mir eigentlich noch so ist wie früher. Was meinen Kern, mein innerstes Wesen ausmacht.

Eine Erfahrung, die sich durch große Teile meiner Jugendzeit zog, war, dass ich ganz oft gefragt wurde: „Wie schaffst du das eigentlich alles, was du machst? Wie kommst du zu deiner Ausstrahlung? Was ist dein Geheimnis?"

Meine Antwort lautete dann: „Ganz einfach: Ich bete!"

Und genau das ist auch heute noch meine Antwort auf dieselbe Frage, auch wenn die jetzt unter ganz anderen Vorzeichen erfolgt. Nach allem, was geschehen ist, sind nur ganz wenige Dinge in meinem Leben gleich geblieben, und dieser Kernpunkt gehört dazu.

Es gab durchaus auch Momente, in denen ich die Existenz Gottes im Ganzen infrage gestellt habe. Was, wenn das alles nur Einbildung, Wunschdenken und Placeboeffekte waren? Doch dann half mir zum Beispiel die berühmte Wette des französischen Mathematikers Blaise Pascal: Er meinte, dass eine Analyse der Optionen hinsichtlich des Glaubens an Gott zu folgenden Resultaten führt:

- Man glaubt an Gott, und Gott existiert – in diesem Fall wird man belohnt.
- Man glaubt an Gott, und Gott existiert nicht – in diesem Fall gewinnt man nichts (verliert aber auch nichts).
- Man glaubt nicht an Gott, und Gott existiert nicht – in diesem Fall gewinnt man ebenfalls nichts (verliert aber auch nichts).
- Man glaubt nicht an Gott, und Gott existiert – in diesem Fall verliert man.

Ausgehend von dieser Theorie sollte eigentlich jeder logisch denkende Mensch an Gott glauben. Pascals Zeitgenosse Sir Isaac Newton, englischer Physiker und Astronom, schrieb: „Wer nur halb nachdenkt, der glaubt an keinen Gott, wer aber richtig nachdenkt, der muss an Gott glauben." Und deshalb glaube ich lieber daran, dass das alles nicht nur ein blöder Unfall gewesen ist und fertig, sondern dass auch dieses Kapitel meines Lebens zu einer Geschichte gehört, die noch nicht zu Ende ist.

12. Alltag und andere Schwierigkeiten

Das Leben ist kein Ponyhof. Erst recht nicht, wenn man nur noch seinen Kopf bewegen kann. Wenn ich früher irgendwo in der Stadt einen Rollstuhlfahrer gesehen habe, dachte ich höchstens: „Ach, der Arme, blöd gelaufen", und ging dann dekadent meines Weges. Nie im Leben hätte ich mir vor meinem Unfall vorstellen können, was das überhaupt bedeutet und welche extremen Schwierigkeiten es mit sich bringt, im Rollstuhl zu sitzen. Oder präziser: Tetraplegiker zu sein.

Aber genau genommen ist Sitzen nicht gleich Sitzen. Der Rollstuhl erweckt nur den fälschlichen Eindruck, dass ich sitze. Würde man mich einfach so, ohne Rückenlehne und Seitenteile, irgendwo hinsetzen, würde ich stumpf umkippen.

Die Tetraplegie hat auch noch viele andere Folgen, die für Außenstehende nicht so leicht nachzuvollziehen sind. Durch die Lähmung arbeiten mein Stoffwechsel und mein vegetatives Nervensystem nicht mehr richtig. Das hat unter anderem zur Folge, dass meine Thermoregulierung nicht funktioniert. Meine Körperkerntemperatur ist meist zu niedrig und mir ist eigentlich ständig kalt. Auch nach einem Saunabesuch wird man an mir keinen Tropfen Schweiß finden, denn mein Körper hat die Produktion eingestellt. Auch Speichel und Tränenflüssigkeit sind Mangelware. Das wiederum zieht einen Rattenschwanz von Folgeproblemen nach sich, von verminderter Sehschärfe bis hin zu Hautunreinheiten. Auch Zahnprobleme habe ich wegen der geringen Speichelproduktion bekommen, vorrangig aber, weil in der Anfangszeit nach dem Unfall aufgrund der extremen Schmerzen im Hals-Kopfbereich Zähneputzen nur bedingt möglich war.

Zwar kann ich erstaunlicherweise selbstständig atmen, jedoch fangen die Probleme spätestens an, wenn ich mal husten muss. Ich brauche die tatkräftige Unterstützung von mindestens einer Person, die meine erlahmten Bauch- und Atemhilfsmuskeln ersetzt. Dasselbe gilt fürs Niesen und Schnäuzen. Laut sprechen oder gar rufen geht auch nicht mehr.

Durch die mangelnde Bewegung und Belastung drohen meinen Muskeln und Gelenken so klingende Dinge wie Atrophien, Dystrophien und Arthrose. Dagegen kann auch die beste Physiotherapie nur teilweise ankämpfen. Meine Muskeln werden immer wieder von Krämpfen geschüttelt. Das könnte man medikamentös unterdrücken, doch das will ich nicht, denn so arbeiten sie wenigstens ab und zu ein wenig. Anfangs litt ich oft unter Parästhesien (eine Art Phantomschmerz), was aber inzwischen nachgelassen hat.

Meine inneren Organe sind auch von der Lähmung betroffen. Ich empfinde so gut wie kein Hungergefühl mehr, und eine Toilette habe ich seit dem Unfall nicht mehr benutzt. Die Muskelpumpe, die normalerweise das Blut aus den Beinen zum Herzen befördert, arbeitet bei mir ebenso wenig wie eine meiner beim Sturz verletzten Halsschlagadern, die seitdem verschlossen ist. Die verminderte Blutzirkulation führt dazu, dass ich öfters einmal kollabiere. Überhaupt bin ich erschreckend anfällig geworden.

Wenn ich liege, muss ich mich auf den Rücken oder maximal die Seite legen lassen, denn auf dem Bauch, meiner Lieblingsseite, zu schlafen, ist mir aufgrund der eingeschränkten Kopfrotation nicht mehr möglich. Einmal liegend, bin ich in dieser Position eingesperrt. Umdrehen kann ich lediglich meine Zunge.

Ich finde, dass Tetraplegie gegen das Grundgesetz verstößt. Denn ich musste erkennen, dass die Würde des Menschen sehr wohl antastbar ist.

Die Hilflosigkeit ist mit am schwersten zu ertragen. Alles, was ich sonst einfach gemacht habe, ohne einen Gedanken daran zu verschwenden, wie, muss ich jetzt zuerst verbalisieren und kommunizieren, damit etwas passiert. So lauten Anweisungen von mir zum Beispiel: „Bitte mit leichtem Einsatz der Fingernägel parallel zur Haarwuchsrichtung zwischen Hinter- und Oberkopf kratzen."

Das beginnt schon morgens mit dem „Aufstehen". Das ist schnell gesagt, aber langsam getan. Denn ich kann ja nicht selbst aufstehen. Die Menschen, die mich pflegen, müssen jeden einzelnen Körperteil von mir aus dem Bett sortieren. Ich kann dabei wenig tun, außer ein Liedchen zu trällern. Dann folgen Morgentoilette, Duschen, Anziehen. Das kann gut und gerne zwei Stunden dauern. So mal eben schnell geht da gar nichts. Jegliche Spontanität ist damit unmöglich geworden. Verschlafen hat noch verheerendere Folgen als früher.

Shakespeare und Stehtisch

Mein Tag ist auch durch die Aufwendigkeit all dieser Abläufe ganz schön voll. Es bleibt schlichtweg weniger Zeit zum Leben. Ich brauche täglich Physio- und Ergotherapie, um beweglich und geschmeidig zu bleiben, die Durchblutung anzuregen, die Gelenke durch Beanspruchung vor Arthrose zu schützen und die erlernten Fähigkeiten zu erhalten und zu optimieren. Wann immer es geht, kommen physikalische Therapie, Wassertherapie, Sauna und Stehtraining dazu sowie mein eigenes Wahlpflichtprogramm von mindestens 90 Minuten Training am motorunterstützten Handfahrrad.

Mein Kopf muss auch in Schwung bleiben. In der Klinik in Nottwil habe ich begonnen, meine rudimentären Französischkenntnisse aufzubessern, und als Nachschlag habe ich mir einmal pro Woche Englischunterricht gegönnt, in dem ich Shakespeare-Texte gelesen und übersetzt habe.

War ich früher immer derjenige, der versucht hat, die anderen zu verschiedensten Aktivitäten anzutreiben, tut es heute sehr gut, dass mein Tagesprogramm immer wieder durch Freunde und Kameraden aufgelockert wird, die vorbeischauen, mich abholen, um etwas mit mir zu unternehmen oder einfach mit mir zusammensitzen und plaudern. Sonst würde mir wohl öfters mal die Decke auf den Kopf fallen. Deshalb bin ich froh, wenn dann irgendwas geht, obwohl mit mir eigentlich nicht mehr so viel geht.

Ein Jahr nach meinem Unfall wurde ich kurz vor Weihnachten aus der Klinik entlassen. Natürlich will ich jetzt erst recht nicht wie ein Käfer auf dem Rücken liegen und dabei die Fliege an der Decke anstarren. So eine Fliege konnte in meinem Zustand durchaus ein Problem werden. Zum Beispiel, wenn sie sich auf meine Nase setzte oder auf meinem Gesicht herumkrabbelte und ich sie nicht verscheuchen konnte. Mittlerweile habe ich meine Mimik allerdings perfektioniert und meine Nackenmuskulatur stabilisiert, so dass ich eine Fliege von fast allen Teilen meines Gesichts durch äußerst ästhetische Grimassen verscheuchen kann.

Kompliziertes Alltagsleben

Nicht betroffene Menschen können sich nur schwer vorstellen, was eine Tetraplegie bedeutet. Die alltäglichsten Dinge wachsen sich zur Monsteraktion aus. Es ist ja nicht nur das Aufstehen, Duschen oder Essen, nein, hinzu kommen all die Kleinigkeiten, die das Leben oft erschreckend umständlich machen.

Ein Beispiel: Zähneputzen. Kein Mensch schafft es, mir genau so die Zähne zu putzen, wie ich es selbst machen würde. Die Intensität, die Schrubbrichtung, die Dauer, der Winkel der Zahnbürste zu den Zähnen … ich muss mich damit abfinden, dass kleine Rituale und Gewohnheiten nicht mehr so sind, wie sie waren.

Auch einen Pulli anzuziehen gerät gern mal zur Staatsaktion. Oder auch zur Slapstick-Nummer. Von meiner Körperspannung habe ich mich ja leider verabschieden müssen. Damit ist jede Unterstützung für den Anziehvorgang dahin. Meine Helfer müssen zum Teil ausdauernd, geschickt und feinfühlig sein, um meine Arme und meinen Kopf durch die richtigen Öffnungen zu bugsieren, ohne dabei irgendwelche Finger abzubrechen. Es ist befremdlich und komisch zugleich, die Mühen meiner Pfleger und Helfer zu beobachten und nicht im Geringsten mithelfen zu können. Im Gegenteil, ich muss noch Bemerkungen und Korrekturen diktieren – ekelhaft.

Meine Skala dessen, was ich unter „Lebensqualität" verstehe, hat sich radikal verändert. Früher hätte ich so etwas wie einen Wohnort in direkter Nähe zum Surfstrand oder einem Skigebiet unter dem Begriff Lebensqualität verbucht. Heute ist es für mich ein Stück Lebensqualität, wenn mir ein Freund die Mütze ohne große Erklärungen auf Anhieb genau so aufsetzt, wie ich es gern hätte …

Der Alltag ist für einen Tetraplegiker ein Wettstreit der Absurditäten. Jeder Bordstein würde zum Westwall, jede Treppenstufe wäre unüberwindlich wie die Berliner Mauer, wenn ich nicht immer Menschen um mich hätte, die mir helfen.

Ein Schlüsselerlebnis hierzu hatte ich, als ich beim Heimaturlaub in Deutschland mit Daniela ins Kino wollte. Sämtliche umliegenden Kinos, in denen der Film lief, den wir sehen wollten, waren nicht für Rollstuhlfahrer ausgelegt. Selbst mich hineinzutragen ging nicht, da ich im Notfall zu schwierig zu evakuieren gewesen wäre. Der einzige Film, der an diesem Wochenende für mich erreichbar war, wäre „Alvin und die Chipmunks" gewesen. Na, vielen Dank!

Sich helfen zu lassen ist ein komplexes Thema. Nehmen wir das banale Beispiel „Trinken". Wenn ich Durst habe, muss mir jemand „das Wasser reichen". Es ist mühsam, alle paar Minuten jemanden zu fragen, ob er mir mal ein Getränk anreichen kann. Andererseits ist es auch für die, die mich begleiten, irgendwie blöd, dauernd zu fragen, ob ich etwas trinken will. Gute Freunde wie Chris und ich haben da mittlerweile einen ganz entspannten Rhythmus gefunden, der nicht mehr schmerzhaft auffällt. Aber es braucht Zeit, bis sich so etwas eingespielt hat.

Das gilt auch für das Essen. Vor allem, wenn man wie ich, zuvor ein völlig selbstbestimmtes Leben geführt hat – in jeder Weise, auch beim Essen. Der Unfall hat das radikal verändert. Ich kann nichts mehr essen, ohne dass es mir angeboten wird. Es geht ja nicht nur um kleine Handgriffe. Ich musste mir erst einmal im Kopf klarmachen, wie total diese neue Abhängigkeit ist. Ohne liebevolle Menschen um mich herum, die sich meiner annehmen, würde ich schlichtweg verhungern und verdursten – und ich könnte aus eigener Kraft nichts dagegen tun.

Die Intimität des Essens

In einer Pflegefachzeitschrift äußerte ich mich zum Thema Essen und Pflege:

„Vor dem Unfall hatte ich durch das tägliche Training einen gesunden Stoffwechsel und einen hohen Grundumsatz. Wenn ich Hunger hatte, aß ich etwas, ganz einfach. Heute ist das anders, denn auch meine inneren Organe sind von der Lähmung betroffen. Durch meine Bewegungslosigkeit verbrenne ich so gut wie keine Kalorien. Daher verspüre ich nur noch ein eingeschränktes Hungergefühl.

In den ersten Monaten nach dem Unfall musste ich mich regelrecht zwingen (lassen), etwas zu mir zu nehmen. Das ging so weit, dass ich erst merkte, dass ich den ganzen Tag noch nichts gegessen hatte, wenn mein Kreislauf zusammenbrach.

Heute habe ich immer noch wenig Hunger, aber zumindest hin und wieder etwas Appetit. So habe ich von den 20 Kilo Gewicht, die ich in den ersten Monaten verloren habe, inzwischen 10 wieder zugelegt. Das Dumme ist, dass mit der fehlenden Bewegung auch die Lust am Essen wegfällt. Und das sinnliche Erleben des Essens ist stark reduziert, weil ich es nicht mehr selbstbestimmt zu mir nehmen kann.

Mir ist jetzt erst klar geworden, was für intime und selbstbestimmte Vorgänge Essen und Trinken sind. Seit meinem Unfall ist mir durch dieses Angewiesensein auf die Hilfe anderer klar geworden: Man kann eigentlich nicht lernen, wie ein anderer Mensch essen und trinken möchte. Niemand kann dir die Gabel exakt so halten und ihren Inhalt in den Mund geben, wie du allein es getan hast; niemand kann dir ein Getränk so reichen, wie du es selbst zum Mund führen würdest. Das gilt nicht nur für die Reihenfolge und den Winkel, sondern auch für die Mischung auf der Gabel.

Ich zum Beispiel bin ein ,Kombinierer' – ich mag gern Kartoffelbrei mit Spinat in einem Mischungsverhältnis von 1/3 zu 2/3. Andere sind ,Trenner' und essen alles schön nacheinander. Im Prinzip könnte ich wohl der Person, die mir hilft, erklären, in welchem Mischungsverhältnis ich gerne was auf der Gabel hätte. Aber das ist einfach überfordernd.

Wenn die Tagesform stimmt und die Muskulatur auf angemessener Betriebstemperatur ist, kann ich mithilfe einer das Handgelenk stabilisierenden Schiene und einer Schlaufe, in der die Gabel befestigt wird, zuvor präpariertes Essen selbst zum Mund führen.

Was es mir einfacher macht, ist, wenn zum Beispiel meine Freunde mir mit großer Selbstverständlichkeit Essen und Trinken anreichen, ohne emotionale Barrieren, und wir dabei herumalbern können. Diese Selbstverständlichkeit ist etwas, was das Annehmen von Essen und Trinken für mich leichter macht. So behalte ich trotz meiner unübersehbaren Abhängigkeit zumindest in diesem Bereich eine gewisse Würde. Daraus folgt mein persönlicher Tipp für Menschen, die jemanden pflegen, der viel Hilfe braucht: Nicht so viel fragen, einfach machen, versuchen, der eigenen Empathie, dem Gefühl, der Fantasie und Kreativität vertrauen."

Rückwärts

So ernüchternd wie die Tatsache, dass ich mich noch nicht mal am Bart kratzen kann, ist die Bilanz meiner Genesung. Seit dem Herbst 2011 gibt es leider sogar Rückschritte. Teile der mit viel Mühen aufgebauten Muskulatur sind wesentlich schwächer geworden. Das Essensbeispiel zeigt, wie stark sich dies auswirkt. Das ist bitter.

Zur gleichen Zeit hatte ich sogar einen manuellen Rollstuhl mit elektronisch unterstützten Rädern, den ich mithilfe von Handmanschetten angetrieben habe. Wenn ich die Reifen berührte, rollte er mit elektrischer Unterstützung los. Damit konnte ich mich langsam, aber beharrlich innerhalb von drei Stunden einmal um den Klinikkomplex bewegen. Mittlerweile schaffe ich es kaum noch 30 Meter weit.

Was ist passiert? Normalerweise bildet sich einmal Erreichtes eigentlich nicht zurück. Ärzte sagten mir: „Was einmal da ist, verschwindet nicht wieder, natürlich immer vorausgesetzt, dass man konsequent trainiert" – und das habe ich definitiv getan. Ich hatte keine Ahnung, warum es bei mir rückwärtsging. Nach diversen Untersuchungen kamen die Ärzte zu dem Schluss, dass meine Muskeln bei Kälte wohl einfach weniger funktionstüchtig sind.

Dazu kommen die Schmerzen, die mein Leben immer noch weitaus mehr ausbremsen, als ich je für möglich gehalten hätte. Meine Genesung schreitet also nicht so voran wie geplant.

Die Hoffnung bleibt

Zum Glück ist die Muskulatur in meinem Nacken wenigstens kräftiger geworden, sodass ich meinen Kopf auch ohne Halskrause aufrecht halten kann. Auch wenn die nicht richtig zusammengeheilten Wirbel immer wieder Ärger machen.

Trotzdem, es gibt immer Momente, in denen die Hoffnung aufscheint und mein Beharren darauf, mich nicht mit dem Status quo zufriedenzugeben, belohnt wird. Zum Beispiel, als mein Bruder Jonathan bei mir in der Klinik in Nottwil war; er half mir eines Abends beim Ausziehen und bewegte danach meine Beine durch, wie Hagen es ihm gezeigt hatte. Auf einmal forderte er mich auf: „Samuel, versuch mal, deinen Zeh zu bewegen."

Ich habe es versucht, und tatsächlich, der Zeh hörte auf mein Kommando! Das war umwerfend. Wir waren ganz aus dem Häuschen. Jonathan hat gleich mit seinem Handy dieses Naturschauspiel gefilmt, und wir haben das Video per Mail versendet, damit es der Nachwelt erhalten blieb. Ich glaube, an diesem Abend bin ich mit einem breiten Grinsen auf dem Gesicht eingeschlafen. Und das nur wegen einem kleinen Zeh, der sicherlich nicht die Weltherrschaft an sich reißt. Aber für mich ist dieser Zeh ein Zeichen, dass es noch Hoffnung gibt – dass es noch Nervenbahnen gibt, die funktionieren.

Gute Momente

Meine Schwester Rebecca hat auf die Frage, was ihr helfe, mit dem ganzen Tohuwabohu seit meinem Unfall umzugehen, mal gesagt: „Hilfreich ist zuallererst meine Familie und dann auch der Glaube daran, dass es mit Samuel irgendwann wieder gut wird. Die Hoffnung, dass das Leben wieder schön wird!"

Nach dem Unfall ist unser Verhältnis intensiver geworden. Wir sind brutaler zueinander und gleichzeitig wärmer. Unsere Gespräche sind tiefer, weil wir mehr als zuvor die Kostbarkeit des Lebens schätzen. Wenn wir heute übereinander und miteinander lachen, dann tun wir das mit einem Gefühl von Dankbarkeit dafür, dass wir überhaupt wieder lachen können.

Seit ich aus der Klinik entlassen wurde, wohne ich für eine Übergangsphase bei meinen Eltern. Dieser provisorische Zustand lässt noch keine Normalität einkehren. Wider Erwarten haben wir schnell einen harmonischen Rhythmus gefunden, doch es gibt auch viele Unwägbarkeiten. Zum Beispiel müssen sich immer neue Pflegekräfte auf mich einstellen und umgekehrt, da ich im Moment von sogenannten „Springern" betreut werde, die immer nur für 10 Tage da sind.

Rebecca empfindet unser Leben wieder als halbwegs machbar: „Seit ein paar Wochen merke ich: Ja, das wird jetzt einfach Stück für Stück so!", erzählt sie. „Das ist halt jetzt die ungewöhnliche Normalität, die wir leben!"

Rebecca ist auch diejenige, die immer wieder sagt: „Wir alle brauchen einfach noch Geduld!"

„Zufrieden sein, aber sich nicht zufriedengeben!", das trifft unseren Aggregatzustand ganz gut.

Sich nicht zufriedenzugeben ist immer gut. Man ist nie fertig mit seiner Entwicklung. Der Optimierungsdrang, der Wunsch nach Veränderung und Weiterkommen ist bei mir naturgemäß im Moment sehr stark. Aber auch wenn es wie ein Widerspruch dazu scheint, lerne ich gerade verstärkt, zufrieden zu sein, auch zwangsläufig zu entschleunigen, innezuhalten und zu begreifen: Die Gegenwart kann eine wunderbare Dimension sein, in der es sich zu leben lohnt. Jetzt, in diesem Moment, kann ich die Schönheit der Schöpfung wahrnehmen, Erfahrungen austauschen. Einen schönen Abend im Kreis lieber Leute genießen und zeitweise vergessen, was mit mir los ist. Vielleicht ist das also kein Widerspruch, sondern eine gesunde oder gar lebensnotwendige Spannung.

Das letzte Jahr hielt für uns ein Riesenpaket von Erfahrungen bereit. Die schwierigste Schule, die man besuchen kann. Es gab viele schwierige und manche richtig schlimmen Tage, doch dazwischen auch immer wieder schöne Momente. Rebecca erinnert sich an einen Kinobesuch. Wir waren zusammen in Luzern, sahen uns irgendeine amerikanische Schmonzette an, etwas Leichtes zum Ausspannen.

„Es klingt vielleicht komisch, aber ich finde es ganz besonders schön, wenn Samuel laut lacht", erinnert sich meine Schwester. „Wenn ich im Kino sitze und ihn neben mir lachen höre, dann ist das einfach ein tolles Gefühl!"

Mir macht Lachen auch deutlich mehr Spaß als Weinen. Genügend Gelegenheiten zum Lachen gibt es erfreulicherweise immer wieder, wenn man dafür offen ist. Als Jonathan einmal mit drei Freunden zum Schwimmen gehen wollte, fragte ich kurzerhand, ob ich nicht mitkönne. „Ihr könnt mich ja als Wasserball benutzen!", schlug ich ihm vor. „Oder nach mir tauchen." Manchmal hilft es, ein bisschen rumzualbern, um über eine gewisse anfängliche Verlegenheit wegzukommen. Solche Momente gibt es auch bei manchen alten Freunden; ich fühle bei den ersten Begegnungen nach dem Unfall ihre Berührungsängste und ihre Unsicherheit, wie sie sich verhalten sollen. Aber das legt sich meist schnell, wenn meine Besucher merken, dass ich immer noch ich bin. Andere, wie zum Beispiel Chris, sind von Anfang an sehr selbstverständlich mit mir umgegangen und haben mich nicht ständig in einer Opferrolle gesehen.

Chris:

Sam und ich können heute wieder mehr Sachen zusammen machen, die wir früher auch gemacht haben, zum Beispiel ein Besuch im Kino oder in einer Cocktailbar. Das schafft eine gewisse Leichtigkeit und gibt mehr Gelegenheit, herumzualbern – obwohl, um ehrlich zu sein, haben wir nie damit aufgehört. In seiner Persönlichkeit ist Sam noch derselbe wie früher, vor allem seinen besonderen Humor und seine Experimentierfreudigkeit hat er nicht verloren. Er hat noch genauso viel Spaß daran, Neues auszuprobieren, zum Beispiel, indem er die Fähigkeiten seines Rollstuhls neu definiert.

Was deutlich anders ist als früher, ist der immer wieder aufkommende Drang zur Pünktlichkeit. Neulich hat er doch tatsächlich gesagt: „Hey, Chris, wir müssen los, ich glaub, wir kommen zu spät!" So ein Satz wäre früher nie über seine Lippen gekommen.

Entsprechend verblüfft war ich und auch er, als er realisierte, was er gerade gesagt hatte. Logischerweise konnte sich daraufhin keiner der 80 Muskeln beherrschen, die man zum Lachen so braucht, und ich ging zu Boden. Aber in den allermeisten Punkten ist er noch ganz der Alte.

Ich wünschte mir, dass alle Menschen so offen und ehrlich wären wie meine Freunde, Eltern und Geschwister. Doch das ist nicht bei allen der Fall.

Es gab einige Leute, die plötzlich behaupteten, meine „besten Freunde" zu sein und die dann ihre Geschichte für viel Geld an die Presse verkauften. Die meisten meiner Freunde verhalten sich mir gegenüber so wie vorher, aber es gab auch verkrampfte Reaktionen und aufgesetztes Lächeln.

Vielleicht ist der Schock für andere noch größer als für mich. Ich sehe mich ja nicht! Und ich fühle meinen Körper, abgesehen von den Schmerzen, so gut wie gar nicht. An meinem Bett standen in den letzten Monaten hartgesottene Typen aus der Bundeswehrzeit oder Turner, die eigentlich nicht so leicht zu erschüttern sind. Ihnen war deutlich anzumerken, wie schwer es ihnen fiel, mich so zu sehen. Viele, von denen ich das gar nicht gedacht hätte, hatten Tränen in den Augen. Der Kontrast zwischen dem Samuel von früher und dem von heute ist zu krass. Vielleicht haben sie sich auch ein bisschen gegruselt, weil sie sich vorgestellt haben, sie wären selbst in so einer Situation. Vom Sportler zum Pflegefall – das macht nachdenklich.

Mitgefühl und Trauer sind wichtig und notwendig, doch was ich im Moment brauche ist Zupacken, Unterstützung, Aktivität, Herausforderung. Und von den meisten meiner Freunde bekomme ich genau das, ohne groß herumerklären zu müssen. Manchmal brauche ich auch einen Tritt, um mich dazu zu überwinden, rauszugehen und mich potenziell unangenehmen Situationen zu stellen. Meine Freunde haben von mir deshalb die Lizenz zum

Arschtritt und nutzen sie auch. Das ist nicht immer einfach, aber im Resultat gut.

Ab und zu gibt es Momente, die sich anfühlen, als wäre alles normal. „Als wir neulich eine Nacht lang ‚Tabu' gespielt haben, war das so witzig, ein richtig schöner Abend voller Gelächter und Spaß", erinnert sich Rebecca. „Wir haben lustige Gespräche geführt und es war alles ganz normal: Wir drei Geschwister und unsere Freunde machen was zusammen!"

Doch diese Seifenblase zerplatzte schnell, als jemand vorschlug, doch mal die XXL-Version mit Pantomime und Zeichnen zu spielen. Kurze Pause, betretene Gesichter, ein breites Grinsen von mir, und wir waren zurück im wahren Leben.

Ich unternehme immer gern etwas mit Rebecca. Wir fahren einfach zusammen die Straße runter zu der Stelle, wo man den Sonnenuntergang am besten sehen kann. „Ich massiere Samuel die Hände und wir reden miteinander oder schweigen auch mal", erzählt Rebecca. „Wir gehen auch gern zusammen weg und kaufen ein paar hübsche Klamotten!"

Natürlich ist es für Elisabeth, Rebecca und Jonathan immer noch manchmal komisch, ihren großen Bruder so bedürftig und hilflos zu erleben. „Er war halt immer der große Bruder, für den keine Mauer ein Hindernis war. Da ist er einfach drübergehüpft", sagt Rebecca. „Jetzt ist für ihn jeder Bordstein ein Hindernis!"

Doch für beide Seiten, meine Geschwister und mich, setzt trotz allem langsam eine gewisse Gewöhnung an das Ungewöhnliche ein, was gut ist, aber mich gleichzeitig erschreckt. Denn Gewöhnen klingt für mich immer etwas nach Resignation. Ein Wort, bei dem ich Gänsehaut bekomme.

Tragen und ertragen

Im Moment sind meine Familienmitglieder die Menschen, die mich tragen, im wörtlichen wie im übertragenen Sinne. Und die mich ertragen müssen.

Immerhin konnte ich meinem Bruder Jonathan, der sieben Jahre jünger ist als ich, mit meinem Unfall einen Wunsch erfüllen. Jonathan hat sich immer einen kleineren Bruder gewünscht. Jetzt hat er ganz plötzlich einen, den er sogar füttern, tränken und betüddeln kann. Doch das ist für ihn kein Spiel wie mit einer BabyBorn-Puppe, sondern er kann mich mittlerweile beinahe komplett versorgen. Und nach seinem zweiwöchigen Praktikum in der Klinik in Nottwil hat er auch eine ungefähre Vorstellung davon, wie er meine Gelenke durchbewegen kann.

Meine Geschwister sind neben meinen Eltern und meinen engen Freunden die einzigen Menschen, die mich wirklich kennen. Sie wissen um meine Macken, haben erlebt, dass ich oberflächlich sein konnte und auch mal rücksichtslos in der Durchsetzung meiner Ziele.

Egal, ob es einem bewusst ist oder nicht: Man spielt automatisch eine Rolle im Leben der Leute, die einem nahestehen. Ob das eine positive, hilfreiche Rolle ist oder nicht, liegt ganz bei einem selbst.

Heute lebe ich meinen Geschwistern auch wieder etwas vor, einfach indem ich bin, was ich bin. Es ist die herausforderndste Rolle meines Lebens. Ich breche zuweilen fast unter der Last zusammen, immer weitermachen zu müssen. Natürlich will ich nicht damit hausieren gehen, wenn es mir mal wieder dreckig geht. Aber niemand kann in meiner Situation endlos kraftvoll und mutig sein.

„Das geht überhaupt nicht!", sagt meine Mutter. „Das kann kein Mensch. Würde man das erwarten, würde man Samuel heillos überfordern. Und man darf erst recht nicht den heiligen Samuel aus ihm machen."

Sie alle bekommen im wahrsten Sinne des Wortes hautnah mit, wie es mir in beinahe jeder Sekunde geht. Sie freuen sich über Fortschritte und lustige Erlebnisse, aber sie kriegen auch meine Frustration ab und müssen die ganz finsteren Momente ertragen, ohne mir richtig helfen zu können. Das ist nicht leicht. Und ich bin nicht immer nett, obwohl ich versuche, es zu sein.

„Kurz nach dem Unfall habe ich Samuel gesagt, ich würde mit ihm tauschen, wenn ich könnte", erinnert sich mein Vater. „‚Du hast das ganze Leben noch vor dir; ich bin älter und könnte vielleicht besser damit umgehen‘, habe ich gemeint."

Ich habe ihm reichlich unverblümt geantwortet: „Du redest wie ein Blinder von der Farbe!"

Mein Vater hat danach diesen Gedanken nie wieder angesprochen.

13. Die Entdeckung der Langsamkeit

Im Moment teilt sich meine ganze Lebensbetrachtung in „Vor dem Unfall" und „Nach dem Unfall". Nichts ist mehr so wie vorher. Das gilt auch für meinen Umgang mit der Zeit. Der Unfall verändert unser aller Leben – meines und das meiner Nächsten. Es bleibt nichts so, wie es war. Gerade im Hinblick auf die Zeit. Früher, ja da war ich Sportler. Meine zwei Beine, mein Fahrrad, mein Motorroller, mein Auto. Bewegung bestimmte mein Leben. Selbstbestimmte Bewegung. Da konnte ich meinen Beinen befehlen: „Los jetzt, wir traben ab!" Ich musste nur die Richtung wählen, in die ich gehen wollte, der Rest ging von ganz alleine.

Jetzt kann ich nicht mehr gehen. Mein Körper gehorcht mir nur in langsamen Schritten. Ich bin Realist: Es kann noch Jahre dauern, bis ich vielleicht mehr Herrschaft über meine Gliedmaßen zurückerobere. Und niemand kann mir sagen, ob es überhaupt gelingen wird.

Aber ich glaube daran, dass es so sein wird. Und ich kämpfe mich Stück für Stück in eine Art Normalität zurück. Zum Beispiel mit Ausflügen, die meine Freunde oder meine Familie mit mir unternehmen. Doch was heißt da: Ausflug? Es ist schon eher eine Art Expedition, auf die wir uns aufmachen, wenn ich auf Reisen gehen will.

Ich sitze in meinem hochtechnisierten Rollstuhl, angetrieben von 6 Elektromotoren, bedient durch einen Joystick und 23 Schalter, die an den unterschiedlichsten Stellen angeflanscht sind und die ich mit Kopfbewegungen und meinen an den Schultern hängenden Armen bedienen kann. So weit, so gut. Das Ding wiegt allein 190 Kilogramm, mit mir zusammen fünf Zentner. Keine leichte Fracht.

Die gedehnte Zeit

Deshalb brauche ich ein Spezialauto. Wir haben mittlerweile einen umgebauten *Voyager* gebraucht erwerben können, der mit einer ausfahrbaren Rollstuhlrampe ausgerüstet ist. Das ist ein großes Privileg. Dort hinein kann ich meinen Rollstuhl selbst steuern. Normalerweise jedenfalls.

Auch sonst muss noch einiges mit, wenn ich einen Ausflug mache: ein leichterer mechanischer Rollstuhl, die gesamte medizinische Ausrüstung, alles, was zum Thema Essen und Trinken gehört. In dem Wagen, in dem in der Normalversion sieben Menschen mitfahren können, bleibt nur noch Platz für vier. Das Beladen dauert nach einiger Übung rund eine halbe Stunde.

Dann geht es los.

Heute haben wir drei Termine: Erstens bei einem Hersteller von Behinderten-Hilfsgeräten auf der Schwäbischen Alb, wohin wir schon am Vorabend anreisen, um gleich um 9:00 Uhr früh dort sein zu können. Dann will ich zusammen mit meinen Eltern und meiner Schwester Elisabeth wenigstens einmal wieder ein bisschen Konsumluft schnuppern, und zwar in Metzingen. Ich habe viel Körpergewicht verloren, meine Kleider schlackern – ein bisschen schick muss aber sein, finde ich. Dann wollen wir noch am Nachmittag auf dem Weg zurück nach Hause für eine Stunde Freunde besuchen.

Guter Plan. Machen wir auch alles. Treffen aber im Einkaufszentrum zufällig brasilianische Freunde, die ich aus München kenne, und kommen so bei unseren Freunden am Rand der Alb nach Technik-Termin und Einkaufsbummel erst gegen 21:15 Uhr an. Die Folgen des Unfalls verschieben meinen Zeitrahmen und meine Zeitmaßstäbe. Und damit auch für alle Menschen um mich herum.

Es geht eben nichts mehr nebenbei, nichts mehr schnell oder nach dem Motto: „Das mache ich auch noch gleich mit!" Der Unfall hat meine Sicht auf die Zeit fundamental verändert. Ich durchlebe seither eine brutale Entschleunigung, bedingt durch die Unfähigkeit, mich zu bewegen, und die technische Notwendigkeit, Hilfsmittel dafür einzusetzen. Mein Körper wird nun bewegt. Und das kostet Zeit.

Deshalb verändert sich meine Vorstellung von Zeit genauso wie die tatsächlich gelebte Zeit. Und deshalb stehen wir auch erst spät am Abend vor der Haustür unserer Freunde statt um 16.00 Uhr wie geplant. Ist ja kein Problem – die Freunde sind durch Anrufe über den Verzug informiert, sie erwarten uns an der Haustür. Nun noch die Tür aufmachen, Auto absenken, Rampe ausfahren, Rollstuhl in Fahrtposition bringen, wenden, ausfahren. Kein Problem.

Oder doch? Ich drücke auf den Knopf, der mich im Stuhl in eine aufrechte Position bringen soll. Außer einem leisen „Piep-Piep" keine Reaktion. Nichts. Das blöde Ding tut es nicht.

„Da ist bestimmt nur ein Kabel locker!", sagt mein Vater. Was würde ich ohne sein technisches Verständnis machen? Schon krabbelt er auf allen vieren am Fahrgestell des Rollstuhls herum, die Taschenlampe im Mund, und prüft alle Kabel und Steckverbindungen. Die Suche bleibt erfolglos. An jeder Verbindung rüttelt er, steckt sie sorgsam aus und ein, prüft, ob kein Kabel abgeklemmt oder gelöst wurde. Die Reaktion meines Rollstuhls bleibt dieselbe: Nichts. Noch nicht einmal mehr ein „Piep-Piep" ist zu hören. Mittlerweile ist es 21:45 Uhr.

Ich sitze da als Fünf-Zentner-Hybrid von Mensch und Maschine – und komme so auf keinen Fall aus dem Auto heraus.

„Dann werde ich halt hier drin übernachten!"

Die anderen winken ab: „Wir kriegen das schon hin!"

Mein Vater beschließt, beim technischen 24-Stunden-Notdienst des Krankenhauses in Nottwil anzurufen und Rat einzuholen. Und wirklich, da ist ein freundlicher Herr am anderen Ende der Leitung, der uns in singendem Schwyzerdütsch durch Scharniere, Schrauben und Verkabelungen des Hightech-Rollstuhls lotst – aber nach 20 Minuten muss auch er aufgeben. Der Fehler ist nicht zu lokalisieren und damit auch nicht zu beheben.

22:15 Uhr. Was tun? Mit ein paar technischen Kniffen kann mein Vater den Rollstuhl mit mir drin wenigstens von Hand in Bewegung setzen und aus dem Auto bugsieren. Da wären wir nun. Mitten auf der Straße. Es ist kühl. Wenigstens regnet es nicht. Meine Eltern bauen den kleinen mechanischen Rollstuhl auf, den wir immer dabeihaben. Zwei Nachbarn helfen dabei, mich vom havarierten Sitz in den kleinen Rollstuhl zu hieven. Fünf Menschen braucht es insgesamt, um mich zu bewegen. *Fünf Menschen!*, geht es mir durch den Kopf. Vor einem Jahr noch hätte ich jeden dieser fünf spielend auf den Arm nehmen können. Jetzt aber muss ich mich in die Tatsachen fügen. Ich muss sie jetzt, für diesen Augenblick, annehmen – und gleichzeitig Kraft aus dem Gedanken schöpfen: *In einem Jahr wirst du nicht mehr so viele Menschen brauchen, um dich von einer Position in die andere zu begeben.*

Im Moment kann ich aber nichts weiter tun, als einfach dazusitzen und zuzusehen, wie die anderen alle um mich herumwuseln. Das ist auch so ein Thema, das mir ganz neu bewusst geworden ist:

Die Schönheit der Nützlichkeit.

Es ist ein doofes Gefühl, dass ich nicht nur bei allem Hilfe brauche, sondern mich auch andersherum nicht mehr nützlich machen kann. Es gab viele Gelegenheiten, bei denen mir das schmerzlich vor Augen geführt wurde. Wenn einer Schwester, die mir etwas zu trinken reichen wollte, das Glas herunterfiel, setzte bei mir sofort der „Aufhebreflex" ein – doch das ging ja nicht. Ich musste also tatenlos dabei zusehen, wie sie alles aufputzte. Das fiel echt schwer, sodass ich mich dann manchmal entschuldigte und einfach wegfuhr, um meine Nutzlosigkeit nicht länger mit ansehen zu müssen. Deshalb freue ich mich schon, wenn ich als Mantelhalter dienen kann oder mir ein Freund beim Einkaufen die Tüten auf die Beine stellt und ich sie wenigstens zum Auto transportieren kann.

Um 22:30 Uhr sind wir endlich im Haus. Kerzen, Spaghetti, Freunde, Gespräche. Die Zeit verliert ihr übliches Korsett. Jeder weiß, dass das Leben mich jeden Moment vor neue, ungeahnte

Schwierigkeiten stellen kann. Und dass es so ist, gibt mir nun eine Art Ruhe. Ich weiß, ich kann die Zeit nicht mehr zwingen, mir untertan zu sein. Ich kann nur eines tun: gelassen bleiben, ihr Freund werden, Ruhe gewinnen. Denn ich brauche Zeit, damit die Hoffnung Platz findet, sich zu entfalten.

Reise in die Vergangenheit

An einem anderen Tag machen wir einen speziellen Besuch. Einen Besuch, vor dem ich mich lange gescheut habe. Gergö, mein langjähriger Trainingspartner, Freund und Mannschaftskamerad für die französische und die deutsche Liga, nimmt mich mit in meine alte Trainingshalle in Frankreich. Zum ersten Mal seit meinem Unfall bin ich wieder in der vertrauten Halle, in der ich früher mindestens 3 Stunden täglich verbracht habe, zum ersten Mal nach exakt einem Jahr und einem Monat.

Alle Trainingsgruppen sind da. Alte Turnkameraden und mein Trainer sind extra dazugekommen. Ich rolle in die Halle, alle unterbrechen das Training, kommen auf mich zu, die Jungen, die Alten. Ich schaue mich um, sauge den Geruch nach Magnesium und Schweiß, nach Leder und Training ein. Es ist alles noch so, wie ich es in Erinnerung habe: In der Mitte die 12 auf 12 Meter große Turnbodenfläche, drei fest installierte Seitpferde und unzählige mobile, Schwebebalken, drei Barren, vier Recks, drei Ringanlagen, zwei Sprungtische, Stufenbarren, eine Grube mit Sprungtuch.

Auch die jüngeren Turner sind da, Kinder, bei deren Training in den Nachwuchsgruppen ich assistiert habe. Wie groß sie alle in dem einen Jahr geworden sind! Es ist bewegend, sie hier zu sehen. Hände, die sich mir unsicher entgegenstrecken, fragende Gesichter, Ausrufe: „Samuel! Ça va?" Viele umarmen mich. Die Mädchen wollen mich zur Begrüßung auf die Wange küssen, wie es in Frankreich üblich ist, doch sie kommen nicht richtig an mich ran, der Rollstuhl ist im Weg.

Dieser Besuch ist traurig und fröhlich und anstrengend zugleich. Denn ich will natürlich wissen, was aus allen geworden ist. Neue Trainer, neue Gesichter, die mich ebenfalls herzlich begrüßen.

Gergö, den es genau wie mich beim Anblick des riesigen Trampolins juckt, kann es nicht lassen: „Ich gehe kurz 'ne Runde hüpfen, okay?" Ich nicke ihm nur zu. Die meisten meiner Freunde und auch meine Geschwister hatten anfangs Hemmungen, mir von irgendwelchen sportlichen Aktivitäten, die sie erlebten, zu erzählen. Doch obwohl das auch wehtut, fände ich es eine Verschwendung, wenn sie ihre funktionierenden Körper nicht nutzen würden.

Als ich aus der Halle herausrolle, spüre ich den Riss zwischen meinen zwei Leben als klaffende Wunde. Vorbei, verweht, nie wieder.

Exkursionen und Katastrophen

Wenn ich einen Pullover oder eine Jacke brauche, packen Chris und Daniela mich in den Wagen, und ab geht's. Mit dem Parken sind wir ja privilegiert – endlich mal ein Vorteil. Das Einkaufen selbst läuft etwas anders als früher. Die Hose sieht gut aus. Aber sie an- und auszuprobieren würde mindestens eine halbe Stunde dauern. Ratlosigkeit bei der Verkäuferin. Chris grinst, schnappt sich die Hose in einer Nummer größer, als ich sie kaufen würde, und verschwindet in der Umkleidekabine. Minuten später tritt er heraus und führt mir als Model die Hose vor: „Na, wie gefällt sie dir?"

„Ist genehmigt", antworte ich. Einpacken, bezahlen, fertig. So macht Einkaufen auf sechs Rädern Spaß.

So komisch es klingt, ungefährlich ist mein Leben trotz meiner Lähmung nicht geworden. Das Problem ist, dass ich eine Art elektrischer Reiter bin. Ich reite ein Ross mit Rädern, das von Motoren angetrieben wird und mir durch viele Schalter ermöglicht, da hinzukommen, wo ich hinwill. Meistens jedenfalls.

Dass ich es nicht immer schaffe, liegt daran, dass mein Arm, mit dem ich den Joystick steuere, mir noch nicht ganz gehorcht. Er macht sich manchmal selbstständig, und das kann unschön enden. Mittlerweile gibt es eine ganze Reihe Rodeo-Erfahrungen, die mir klarmachen, dass man sich auf zwei Beinen manchmal sicherer fortbewegen kann als auf sechs Rädern.

Das erste Erlebnis dieser Art hatte ich bei einem der ersten selbst gesteuerten Ausflüge mit dem Rollstuhl auf die Dachterrasse der Klinik in Nottwil. Hinauf ging es mit dem Aufzug.

Der Rollstuhl war so eingestellt, dass er losfuhr, sobald ich meine Schultern entspannte, und anhielt, wenn ich die Schulter nach oben zog. Die fünf Stockwerke bis zum Dach zogen sich gefühlt endlos hin, und ich konnte die Anspannung der Schulter kaum noch halten. Endlich gingen die Türen auf und ich konnte mich entspannen. Der Rollstuhl sauste los. Leider hatte ich nicht mit der Treppe gerechnet, die wenige Meter vom Fahrstuhl entfernt 20 Stufen nach unten führte. Und die Kraft für einen Bremsvorgang gaben meine Muskeln nicht mehr her.

Papa hechtete los, holte mich ein und brachte mich kurz vor dem Treppenabsatz zum Stehen.

Mit einer ganz besonderen Unfallnummer habe ich mit geringem Aufwand einen lang anhaltenden Unterhaltungseffekt erzielt. Das war ebenfalls am Anfang meiner Rollstuhl-Fahrschulzeit. Neben meinem Zimmer in der Klinik befand sich der Aufenthaltsraum für Besucher. Groß, hell, mit tollem Blick auf See und Berge und ausgestattet mit vier großen Tischen, an denen über 20 Menschen Platz finden können. Ich hatte Besuch von meinem Großvater und einigen Freuden. Ein großer Kreis, der auch mit Essen und Trinken versorgt werden wollte.

Wie immer in solchen Fällen half das Schnellrestaurant im Erdgeschoss der Klinik weiter. Wir bestellten munter drauflos: Pizza, Chicken-Nuggets und Spaghetti, dazu Salat in allen Variationen. Dazu Cola, Fanta, Wasser und Saft. Kaffee lieferte der Automat im Aufenthaltsraum. Das Essen kam pünktlich, die vier Tische wurden in der Mitte des Raums zusammengeschoben, ein paar schöne Decken aufgelegt, das Geschirr rausgeholt, ein Blumenstrauß, fertig.

Zu dieser Zeit hatte ich noch relativ wenig Erfahrung mit meinem Rollstuhl gesammelt. Es konnte also sein, dass ich ab und zu mal aneckte, weil wegen des starren Halskragens, den ich damals noch tragen musste, die Sicht nach unten stark eingeschränkt war und ich die Proportionen der Armlehnen schlecht einschätzen konnte. Hinzu kam, dass ich die Bewegung meiner Hand mit meiner Schultermuskulatur bewirke, aber ihre Ausführung nicht spüren und überprüfen kann.

Der Rollstuhl ist ja ein sehr fein abgestimmtes Hightech-Produkt, an das man sich erst einmal herantasten muss. Und er ist ziemlich schwer und ziemlich stark; von dem Ungetüm überrollt zu werden, wäre sicher unschön.

Auch an diesem Tag gab es kleine Abstimmungsprobleme. Eigentlich wollte ich nur an den Tisch heranfahren. Eigentlich. Dabei übersah ich aber, dass sich der Bedienungsgriff für die Geschwindigkeit unter die Tischkante schob. Was nun geschah, passierte in Bruchteilen von Sekunden: Das Steuerungselement wurde nach hinten gedrückt und damit der Gashebel nach vorne auf Vollgas. Der Elektromotor des Rollstuhls entfaltete gehorsam seine nicht unbeträchtlichen Kräfte und schob alle vier gedeckten Tische durch den ganzen Raum, bis alles vor der Fensterfront hochgebockt wurde. Die Tische kippten mit infernalischem Lärm um, Spaghetti, Chicken-Nuggets, Salat, Pizza und Getränke flogen hinunter und ergossen sich in einem unbeschreiblichen Tohuwabohu auf den Boden des Aufenthaltsraums. Glas splitterte, Geschirr klirrte, Tomaten- und Salatsoße vermischten sich eher unästhetisch auf dem sonst klinisch reinen Linoleumboden.

Mein Opa, der gerade an der gegenüberliegenden Seite hatte Platz nehmen wollen, konnte sich nur mit einem beherzten Sprung davor retten, von den Tischen und meinem wild gewordenen Rollstuhl zerdrückt zu werden. Ich saß hilflos in meiner Geisterbahn und konnte nichts machen. Erst Daniel, der den roten Notknopf fand, stoppte die Amokfahrt.

Im Aufenthaltsraum sah es aus wie in einem Katastrophenfilm nach der Schlüsselszene: Pizza, Nudeln und Salat lagen in kaum mehr erkennbarer Form am Boden durcheinander, das Ganze schwamm in einer schwarz-gelben Softdrink-Soße, zwei Tische waren demoliert, die Blumenvase geborsten und die Tulpen, die dringestanden hatten, dekorativ über das Chaos zerstreut. Und mittendrin saß ich mit meinem Monster-Rollstuhl, mit dem ich das Ganze angerichtet hatte. Alle Neune!

„Es hat ausgesehen wie in einem Slapstick-Film", erinnert sich ein Freund. „Ich konnte nicht anders: Nachdem wir klargestellt hatten, dass Samuel sich nicht verletzt hatte, musste ich einfach lachen!"

Ausflüge und Adrenalin

In der Klinik in Nottwil prophezeiten manche Pfleger und Therapeuten uns Patienten: „Irgendwann stürzt jeder Rollstuhlfahrer mit seinem Gefährt." In der Klinik selbst allerdings konnte ich das Personal vor dem gefürchteten Sturzprotokoll bewahren. Nur bei Exkursionen habe ich allerhand mit meinem Rollstuhl angerichtet. Zum Beispiel auf einem Supermarktparkplatz.

Chris und ich waren zusammen zum Einkaufen gefahren. Ich bin nach dem Einkauf schon mal nach draußen vorausgerollt, während er bezahlte. Dann kam Chris nach, um das Auto für meine Einfahrt vorzubereiten. Dazu muss er es erst aufschließen, dann mit einem Knopfdruck zur rechten Seite hin absenken und schließlich die Seitenrampe ausfahren. Es dauert ein paar Minuten, bis das Auto so weit ist.

Ich nutze diese Zeit immer, um den Rollstuhl ganz flach zu stellen, damit er auch sauber ins Auto passt. Das ist Millimeterarbeit. Als alles bereit war, bin ich etwas zu flott auf die Rampe zugefahren; dann wollte ich bremsen. Ich unterschätzte die Bremssensibilität meines neuen Rollstuhls, der so ruckartig stoppte, dass ich hinauskatapultiert wurde.

Chris, der auf dem Fahrersitz gesessen hatte, war in Überschallgeschwindigkeit bei mir und schaffte es irgendwie, mich gerade noch rechtzeitig aufzufangen, bevor mein Kopf auf dem Asphalt aufschlug.

Chris erinnert sich mit Schaudern an die Szene. „Ich bin schon losgestartet, als ich gesehen habe, wie schnell Sam auf die Rampe zufuhr. *Jetzt bricht er sich noch mal den Hals!*, dachte ich."

Doch dank Chris' Reaktionsvermögen war mir außer aufgeschürften Knien nichts passiert. Mit der Hilfe einiger freundlichen Passanten hob er mich wieder in den Rollstuhl zurück.

„Meine Knie haben noch eine Stunde später gezittert", erzählt Chris im Rückblick.

Ich sage jetzt was Ketzerisches: Gestürzt hin oder her – für mich war es ein tolles Erlebnis! Ich stand nämlich in dieser Ausnahmesituation plötzlich voll unter Adrenalin. Ich spürte dort, wo ich es spüren konnte, wie mein Herz pochte. Plötzlich fühlte sich das an wie in manchen Situationen meines früheren Lebens. Wie vor einem Wettkampf, wie in dem entscheidenden Teil einer schwierigen Übung, wenn man alle Kräfte mobilisieren muss. Stress pur.

Wunderbar! Ich habe den Sturz im Nachhinein genossen.

Deshalb war ich total gut drauf, nachdem mich Chris leicht ramponiert nach Hause gebracht hatte.

Am Abend dieses Tages besuchte mich mein alter Physiotherapeut Hagen zu Hause. Ich erzählte ihm die Geschichte, und danach prangte auf Hagens Gesicht sein typisch sympathisches Grinsen. Er kennt mich ja.

Die Tücken des Alltags

Nicht nur der Rollstuhl hat seine Tücken. In horizontaler Lage kann ich meine rechte Hand mithilfe der Schwerkraft und einer speziellen Muskelanspannung der Schulter nach oben bewegen – im Schlaf passiert das manchmal auch unwillkürlich.

Dadurch ist es mir in Nottwil des Öfteren passiert, dass ich „James", das Blasrohr, in das die Patienten hineinpusten müssen, um die Schwestern zu rufen, mit so einer unwillkürlichen Armbewegung weggeschubst habe und dann nicht mehr an ihn herankam. So verbrachte ich einige Nächte damit, mit meinem zarten Stimmchen um Hilfe zu rufen, was mit Sicherheit ein gutes Atemtraining war.

Eines Abends habe ich es geschafft, mir den „James", der einen Durchmesser von nur 5 Millimetern hat, mit der unerwünschten Hilfe meines vagabundierenden rechten Arms selbst ins Nasenloch zu rammen. Ich erwachte von dem plötzlichen Schmerz, Blut floss mir aus der Nase. Um Hilfe rufen konnte ich nicht, denn „James" steckte fest und war deswegen zu seinem eigentlichen Zweck im Moment nicht zu gebrauchen. Krampfhaft versuchte ich, mit meiner Oberlippe das andere Nasenloch zu verschließen, um so den Blaseffekt auszulösen, doch das klappte nicht.

In diesem Fall war meine Stimme kräftig genug, und schon nach einer halben Stunde retteten mich die Schwestern. In solchen Momenten lernt man Geduld.

Die Lösung, die mir die Pfleger und Schwestern vorschlugen, um solche Vorfälle in Zukunft zu vermeiden, kam für mich nicht infrage. Sie wollten mir die Arme festbinden. Ich konnte allein den Gedanken nicht ertragen, dass der letzte Körperteil, den ich noch bewegen konnte, nun auch noch fixiert werden sollte.

Unterwegs

Einer meiner ersten selbstständigen Ausflüge, noch mit Halskragen, führte mit Mirjam zu einer Stadtbesichtigung nach Luzern und danach ins Kino. Am Ende des Films bin ich vorgefahren vor die erste Reihe, um dort zu wenden und dann zum Ausgang zurückzusteuern. Der Kinosaal hatte eine leichte Steigung hin zur Leinwand, die ich bei der schlechten Beleuchtung erst nicht wahrnahm. Ich wendete, dann ging es bergab, und plötzlich kippte mein Oberkörper nach vorne. Und mit ihm mein rechter Arm, der den Joystick kontrollierte. Mit dem bekannten Effekt; der Hebel schob sich auf Vollgasposition, und ich krachte Kopf voraus mit Blick auf den Boden gegen eine der Sitzreihen, von der ich gleich mal ein Stück mitnahm.

Mirjam war geschockt und erst ein wenig hilflos. Dann hat sie mich mit aller Kraft wieder aufgerichtet. Meine Schienbeine hatte ich mir eingeklemmt bei diesem Unglück – schon wieder ein Vorteil: keine Schmerzen. Trotzdem die Angst, ich könnte mir etwas gebrochen haben.

Dabei machte ich eine eigentümliche Erfahrung: Als ich sah, wie armselig meine Beine eingeklemmt waren, tat mir dieser Anblick richtig weh, wenn auch nur in meinem eigenen Kopfkino. So, wie wenn man jemandem bei einem Sturz zuschaut und denkt: „Autsch, das hat bestimmt wehgetan!"

In der Klinik in Nottwil wurde noch am gleichen Abend alles überprüft. Meinen Beinen und mir war nichts weiter passiert. Dem Kino übrigens auch nicht; jedenfalls kein Schaden, den man nicht rasch beseitigen konnte.

Am zweiten Weihnachtstag 2011 war ich gerade drei Tage wieder zu Hause in Efringen-Kirchen. Als Vorbeugungsmaßnahme gegen Lagerkoller habe ich mich an einem warmen Morgen allein davongeschlichen. Mein Bruder half mir bei Flucht und Tarnung.

Ich fuhr die alte Dorfstraße entlang und wollte sie an einer Stelle überqueren, um ins Nachbardorf zu gelangen. Der Verkehr war dicht, ich musste mich sputen und gab Gas. Was ich nicht wusste, war, dass diese Straße extreme Spurrillen hat. Mein Rollstuhl hob ab, als ich beschleunigte. Dabei kippte ich vornüber und hing dann mit dem Kopf zwischen den Knien da; meine Arme baumelten nach unten auf die Straße. Der Rollstuhl hielt an, der Joystick fiel in Ruheposition zurück. Wenigstens wurde daraus keine weitere Geisterfahrt!

Der Wagen, vor dem ich eigentlich noch die Straße hatte überqueren wollen, hielt knapp vor mir an, der Fahrer sprang schockiert heraus, rasch stauten sich die Autos hinter ihm und auch auf der Gegenfahrbahn.

Komisch erschien mir die Frage des Fahrers, der sagte: „Kann man Ihnen helfen?"

Mir lag auf der Zunge zu sagen: „Ach, nein, nicht doch, wie Sie sehen können, genieße ich hier die Aussicht!" Aber die kleine Boshaftigkeit habe ich mir dann doch verkniffen und sagte: „Es wäre nett, wenn Sie mich wieder hinsetzen könnten!" Das hat er dann getan, ich habe mich verabschiedet: „Danke fürs Nicht-überfahren und schöne Weihnachten noch!" Dann habe ich zu-gesehen, dass ich mich den neugierigen Blicken entziehe, und fuhr davon.

Nach solchen Erlebnissen liegt der Gedanke nahe, sich anzu-gurten, was mir vom Klinikpersonal des Öfteren empfohlen wor-den war, aber ich mag diesen Gurt einfach nicht. Ich bin sowieso schon an den Rollstuhl „gefesselt", wie man so schön sagt, da möchte ich nicht noch zusätzliche Fesseln an mir sehen. Natür-lich ist die Sturzgefahr ohne Gurt größer. Und gerade für mich als komplett Gelähmten können die Folgen gravierend sein. Denn anders als ein Mensch, der seine Arme und Hände benutzen kann, kann ich mich ja in keiner Weise abfangen oder schützen. Mein Kopf und mein Rumpf sind jedem Sturz ungebremst ausgeliefert.

Der erste Salto

In den zweifelhaften Genuss dieses Gefühls kam ich ein paar Wochen nach meinem Weihnachtsunfall ein zweites Mal. Auf dem EXPO-Gelände in Hannover, dem Ort der damaligen Weltausstellung, rollte ich nach zwei Gottesdiensten, bei denen ich zu Gast sein durfte, zurück zum Auto. Ich war allein unter-wegs, meine Schwester und Mama waren vorausgegangen, um den Wagen aufzuschließen. Wer das EXPO-Gelände kennt, weiß, dass es ein bisschen futuristisch gestaltet ist, mit Stufen, schiefen Ebenen, Rampen.

Mir war kalt und der Weg grob gepflastert. Die Erschütterungen lösten Krämpfe auch in meinem rechten Arm aus, mit dem ich den Joystick bediene. Der Arm verkrampfte sich innerhalb weniger Augenblicke und es geschah das, was mir aus früheren Erlebnissen nun schon bekannt ist: Mein Arm streckte sich ohne mein Zutun und gegen meinen ausdrücklichen Willen durch. Der Rollstuhl gab Vollgas und schoss nach vorne.

Die Rampe, auf der ich mit wachsender Geschwindigkeit und unkontrolliert unterwegs war, verjüngte sich nach oben hin. Neben mir befand sich ein zwei Meter tiefer Abgrund, auf der anderen Seite ein Bordstein mit Grünstreifen. Ich fand mich in einem Albtraum wieder: Noch nicht einmal schreien konnte ich, da der Krampf auch irgendwie das Zwerchfell blockierte.

Gott sei Dank verringerte sich im Laufe der Strecke wenigstens die Tiefe des Abgrunds neben mir. Der Stuhl schoss ungebremst nach vorn, ich war unfähig, ihn zu beeinflussen.

Meine Mutter erkannte die Situation und rannte auf mich zu, konnte aber meine Hand zuerst nicht vom Joystick lösen, weil sie sich fest um die Steuerung gekrampft hatte. Endlich riss sie meine Hand los, doch es war zu spät.

Der Rollstuhl schrammte mit der rechten Seite über die Kante, überschritt den Kipppunkt und fiel in die Tiefe. Ich stürzte hinaus, überschlug mich und landete auf dem Rücken. Der Rollstuhl fiel zum Glück nicht auf mich.

Im Fallen hatte ich ein eigentümliches Gefühl von Schwerelosigkeit und zugleich Panik gespürt. *Ich kann mich nicht abfangen!* Ich war dem Sturz ausgeliefert, fiel ins Bodenlose und war mir sicher, dass ich mir gleich allerhand Knochen brechen werde.

Passanten stürzten in heller Aufregung herbei und starrten ratlos auf mich hinunter. Ich war wie immer nach solchen Schreckmomenten entspannt. Panik hatte ja auch keinen Zweck. Ich sollte einen kühlen Kopf bewahren, um jeden, der mir helfen will, genau anzuweisen: *Nicht unter meine Achseln fassen, da die Schulter sonst auskugeln kann; bitte am Körperschwerpunkt ansetzen, keinesfalls den Kopf anfassen, den halte ich allein.* Und so weiter.

Am selben Abend untersuchte eine Physiotherapeutin im Hotel meine Sehnen und Knochen. Außer Schürfwunden und einer Beule am Kopf war nichts festzustellen. Ich war zwar wie eine Strohpuppe auf den Kies geknallt, aber mein Körper will wohl keine weiteren Verletzungen mehr akzeptieren. Dies war der erste Salto seit meinem letzten gewesen.

„Ich habe richtig Angst, wenn Samuel allein durch die Gegend fährt", sagt meine Mutter. „Aber er muss einfach auch die Chance haben, mal allein und unbeobachtet draußen unterwegs zu sein!" Denn was wäre die Alternative? Nur zu Hause rumfahren oder nur in Obhut? Das ist für mich keine schöne Vorstellung.

Schon in Nottwil habe ich mir sehr gerne solche Auszeiten genommen. Von meinem Fenster aus hatte ich immer einen Hügel mit einem einsamen Baum darauf bewundert. Dort wollte ich endlich einmal hin. Ich habe mich allein auf den Weg gemacht und es tatsächlich bis beinahe zu der Stelle geschafft. Doch dann, als ich meinen Elektrorollstuhl in eine gemütliche Liegeposition brachte, um in den Himmel zu schauen, rutschte mein Arm seitlich vom Steuerungselement, und ich konnte ihn nicht mehr hochheben.

Fast drei Stunden saß ich dort fest. Ein auf seinem Trecker vorbeifahrender Bauer, dem ich Hilfe suchend Zeichen zu machen versuchte, grüßte zwar freundlich zurück, fuhr aber weiter. Schließlich rettete mich eine Spaziergängerin aus meiner misslichen Lage.

Dennoch habe ich diesen Ausflug genossen, denn es war einfach schön, einmal allein zu sein und nichts tun zu müssen.

Um keinen falschen Eindruck aufkommen zu lassen: Mit dem Rollstuhl verbindet mich eine innige Hassliebe. Einerseits ist er ein hässliches Monster, das mich brutal an meine Verluste erinnert. Ich bin abhängig von dem Ding und damit von all den Atomkraftwerken, die es mit Strom versorgen.

Andererseits bedeutet er für mich mein letztes Stückchen Unabhängigkeit und Bewegungsfreiheit. Deshalb werde ich ganz nervös, wenn jemand in die Nähe des Joysticks kommt, meiner

Machtzentrale, oder gar meine Hand vom Steuerungselement entfernen will. Und deshalb zögere ich es abends so lange wie nur möglich heraus, ins Bett zu gehen, denn wenn ich da erst mal liege, ist auch das letzte bisschen Freiheit aus meiner Hand geglitten.

14. Es geht weiter

In den letzten anderthalb Jahren bin ich so vielen Leuten mit schweren Lebensschicksalen begegnet wie in der ganzen Zeit davor zusammen nicht. Auch viele der Zuschriften und Anrufe, die mich erreichten, stammten von Menschen, die von Krankheiten, Unfällen und anderen unschönen Dingen betroffen waren. Es tut meist beiden Parteien gut, sich miteinander auszutauschen, wenn man dieselben Gefühle und Schwierigkeiten kennt.

Ein solcher Weggefährte ist mein Freund Daniel. Er hatte etwa um die Zeit meines Unfalls die Diagnose Lymphdrüsenkrebs bekommen und ebenfalls fast das ganze Jahr im Krankenhaus verbracht. Sein Studium hatte er unterbrechen müssen. Wenn es ihm zwischen den Chemotherapien mal etwas besser ging, haben wir uns getroffen oder telefoniert. Durch gegenseitiges Motivieren ist zwischen uns ein besonderes Verhältnis gewachsen.

Bei einer Mottoparty meiner Schwestern zu Hause waren wir beide „Superman" und gaben dabei ein reichlich merkwürdiges Bild ab.

Im SPZ in Nottwil war ich von Menschen mit ähnlichen Verletzungen und Schicksalen umgeben. Einige waren ebenso schwer betroffen wie ich, wenige noch schwerer. Durch die bessere Erstversorgung von Unfallopfern sind die Überlebenschancen von Tetraplegikern gestiegen. Die meisten jedoch waren, wie der Name der Klinik schon nahelegt, Paraplegiker, also mit gelähmten Beinen, aber funktionstüchtigen Armen unterwegs. Fast alle waren als ebenfalls frisch Verletzte erst seit Kurzem zur Erstrehabilitation in der Klinik.

Wie Cornelia, Mitte 20, Vielseitigkeitsreiterin, nach einem Sturz vom Pferd vom Hals abwärts gelähmt und beatmet.

Alex, 18, Motorradunfall, Paraplegiker.

Nicola, 15, der „Klassiker": nach dem Saunabesuch in den See gesprungen, Tetraplegiker.

Judith, Mitte 40, Kreislaufschwäche, umgefallen, Tetraplegikerin.

Rebekka, 14, Tumor in der Wirbelsäule, vom Hals abwärts gelähmt.

Costa, 27, Autounfall, alle anderen Insassen unversehrt, er Tetraplegiker – er muss zurück nach Griechenland, wo er kaum eine Chance auf Barrierefreiheit hat.

Hushan, 34, aus Teheran, als Gastarbeiter in der Schweiz vom Kirschbaum gefallen, ist jetzt auf der Suche nach einer Schweizerin, die ihn heiratet, da er in Teheran seiner Einschätzung nach kaum überleben würde.

Jeremy, um die 20, am gleichen Tag wie ich beim Skifahren verunglückt, Genickbruch, alle Extremitäten gelähmt. Er verließ im September 2011 die Klinik auf seinen eigenen Beinen.

Herrmann, 36, beim Paragliden gegen einen Felsen geklatscht, Rollstuhl.

Rudi, 60, von einem auf den anderen Tag aus ungeklärten Gründen vom Hals abwärts gelähmt. Er war früher Konditor und seine Sahnekirschtorte hatte internationalen Ruhm erlangt. Er wird sie nicht mehr zubereiten können, jedoch bleibt das Rezept der Nachwelt erhalten, da er es an seinen Sohn weitergegeben hat.

Ein junger Soldat, der in Afghanistan ein Gefecht als Einziger seiner Gruppe überlebt hatte – aber mit einer Kugel im Hals. Eine junge Frau, die beim Schlafwandeln aus dem Fenster gestürzt war. Mafiabosse, die Schießereien mit einer Querschnittlähmung überlebten. Ölscheichs, die sich strikt weigerten, sich von Frauen behandeln zu lassen. Missglückte Selbstmorde. Banale Ausrutscher mit fatalen Folgen. Jedes Schicksal hat seine eigene tragische Geschichte und jeder Betroffene seine persönlichen Verarbeitungsmethoden.

„Es gibt keine vernünftigen Unfälle!", sagte Michael Baumberger, der Chefarzt der Klinik in Nottwil, bei meiner Einlieferung zu mir. Wie wahr.

Laut einer Statistik der Deutschen Stiftung Querschnittlähmung verteilen sich die Ursachen für eine Querschnittlähmung folgendermaßen: 32 % Verkehrsunfälle, 31 % Erkrankungen, 13 % sonstige Unfälle, 12 % Arbeitsunfälle, 7 % Sportunfälle, 5 % Suizidversuche.

Ich erinnere mich noch an die ersten Monate in der Rehabilitation in der Schweiz. Ein Mitpatient klagte mir sein Leid und sagte dann: „Wenn ich das hätte, was du hast, hätte ich mich schon längst umgebracht!"

Er war Ende 20 und Paraplegiker. Er konnte seine Arme benutzen, seinen Rollstuhl damit antreiben, selbstständig leben. Warum sagte der mir so was?

Erst war ich irritiert. Dann schockiert. Und dann tat mir der Mann leid, der so unreflektiert redete und anscheinend gar nicht wusste, was Hoffnung ist.

Auch bei vielen anderen Mitpatienten traf ich auf tiefste Depression, Verzweiflung, Unverständnis. Unablässig stellten sie sich die Frage: „Warum musste das gerade mir passieren? Warum bin ausgerechnet ich von so einem grausamen Schicksal getroffen worden?"

Klar. So ähnliche Fragen habe ich mir auch gestellt. Der Schock eines solchen Unfalls und einer solchen Diagnose mit den damit verbundenen Verlusten sind für niemanden leicht zu verkraften. Und die Frage ist, wie man mit der Vergangenheit und den Verlusten umgeht. Mir wurde von verschiedenen Leuten geraten, mich von der Vergangenheit zu verabschieden, weil ich sonst nicht nach vorn schauen könne. Es bringe ja nichts und halte einen nur auf.

Tatsächlich ist es relativ sinnlos, an Gedanken wie: „Ach, wenn es doch nur anders gelaufen wäre!" festzuhalten. Manchmal tappe ich in diese Falle, aber das führt zu nichts. Ich versuche, meiner Vergangenheit nicht mehr nur nachzutrauern. Ich habe in meinem

Leben schon so vieles geschenkt bekommen, so viel Spaß und so viele gute Momente gehabt, so vieles erleben und ausprobieren dürfen, wofür ich sehr dankbar bin. Wenn ich Fotos oder Videos von früher anschaue, ist mir schmerzlich bewusst, was ich verloren habe, aber ich betrachte sie auch mit einem Lächeln. Meine Erinnerungen sind mein Schatz für die Zukunft, nicht das Museum, in dem ich leblos Vergangenes stapele.

Ich will nicht bitter werden.

Dann schon eher wie Martin, der vor vielen Jahren bei einem Kletterunfall zum Tetraplegiker geworden war. Im Laufe der Zeit hat er einige Funktionen zurückerlangt und wohnt nun in einem umgebauten Bus, mit dem er bereits um die halbe Welt getingelt ist. Er erzählte mir, dass er in den letzten vier Jahren keine Nacht am selben Ort verbracht hat. Martin arbeitet inzwischen als technischer Zeichner und in der Werkstatt des Paraplegiker-Zentrums. Wir hatten von Anfang an einen besonders guten Draht zueinander. Ein witziger Typ, der seinen Weg gefunden hat, mit seiner Behinderung ein selbstbestimmtes, erfülltes Leben zu führen.

Doch auch da, wo Martin steht, bin ich leider noch lange nicht.

Das Experiment

Mein Weg hat gerade erst begonnen. Während wir dieses Buch aufzeichnen, versuche ich, meinem Leben eine neue Struktur und Ausrichtung zu geben. Bislang war alles gekennzeichnet vom Ausnahmezustand. Jetzt wird es Zeit, das zu beenden.

Im April 2012 nehme ich mein Studium an der Hochschule in Hannover wieder auf. Ich bin froh, dass der Studiengangssprecher und die Dozenten sich darauf einlassen, es mit mir zu probieren. Das ist ein Experiment, bei dem noch niemand einschätzen kann, ob und in welchem Rahmen es funktionieren kann. Nein, beim Fechtunterricht werde ich genauso wenig Punkte sammeln wie beim Tanzen oder Reiten. Aber ich will versuchen, in der Atmosphäre und mit den Freunden, die ich in Hannover kennen- und liebengelernt habe, mein zukünftiges Leben zu sortieren. Das kann auch ein Weg in eine abgewandelte oder ganz andere Richtung sein. Wer weiß. Auf jeden Fall aber will ich weitermachen, mich bewegen, nicht stagnieren. Und ich möchte so schnell wie möglich wieder Steuerzahler werden und nicht Empfänger von irgendwelchen Sozialleistungen.

Mein Körper ist gelähmt. Mein Geist ist es nicht. Auch wenn Menschen mich manchmal so ansprechen, als wäre ich auch geistig behindert. Viele scheinen da unbewusst eine Verknüpfung herzustellen. Doch ein Naturwissenschaftler wie Steven Hawking schreibt fantastische, geistig klare Bücher, obwohl er seit vielen Jahren an den Rollstuhl gefesselt ist.

Wie früher kann ich mich für fast zu viele Gebiete begeistern. Mathematik hat mich immer interessiert. Ebenso Theologie oder Philosophie, nicht zu vergessen Literaturwissenschaft, Physik oder Jura. Mein Kindheitstraum war es, Meeresbiologe zu werden. Meine Wissbegier ist mir nach wie vor erhalten geblieben. Es gibt einfach viel zu viel zu entdecken.

Aufbruchsstimmung

Ich kann heute mehr als in den Wochen nach meinem Unfall. Aber für meinen Geschmack ist das immer noch reichlich dürftig. „Lässt sich einrichten!", sagte ich auf der Intensivstation zu meinem Vater, als er mich fragte, ob ich zu seinem Geburtstag wieder gehen könnte.

Lässt sich leider nicht einrichten, weiß ich heute. Meine Behandlung ist von kleinen Erfolgen, viel Stillstand und manchem Rückschritt geprägt. Vor dem Unfall habe ich nie irgendwelche Medikamente auch nur angeschaut. Inzwischen habe ich dank diverser Infekte schon mindestens die hundertste Antibiotikatablette verschlungen. Mein Körper ist einfach ein Langweiler und ein Waschlappen geworden. Doch die Ärzte mahnen zur

Geduld. „Niemand kann sagen, welche Fähigkeiten Samuel zurückerlangen kann. Und vor allem nicht, wann das sein könnte." Leute, die mich 14 Tage oder drei Wochen nicht gesehen haben, unterstellen mir die tollsten Fortschritte. Ich höre immer wieder Sätze wie: „Du siehst ja so viel besser aus! Wie viele neue Bewegungen du schon kannst!" Wenn ich also seit einem Jahr täglich gut aussehender und beweglicher geworden wäre, müsste ich mittlerweile eine Mischung aus Hulk, Superman und einem Model sein.

Ich jedenfalls finde, dass das recht weit hergeholt ist mit meinen Fortschritten. Jedenfalls kommt es mir so vor. Alles geht so langsam, und ich bin so ungeduldig, und wenn ich könnte, könnte ich aus der Haut fahren.

Meine Schultermuskulatur kann ich weiter aufbauen, ebenso wie einen Oberarmmuskel. Aber beim restlichen Arm und den Händen bin ich noch nicht richtig weitergekommen. Meine Hände hängen immer noch herunter wie abgestorbene Tintenfischtentakeln, mit meinen Fingern kann ich nichts greifen oder halten. Aber ich kann wenigstens nach wie vor ohne technische Unterstützung atmen. Das ist nicht unbedingt selbstverständlich bei meiner Lähmungshöhe. Meine Vitalfunktionen wie Atmung und Kreislauf stabilisieren sich zunehmend.

Die Entdeckung meines kleinen Zehs, in den die Bewegungsfähigkeit einige Monate nach dem Unfall zurückkehrte, haben wir geradezu frenetisch gefeiert. Ein kleiner Zeh! Wie würde ich feiern, wenn das Gefühl in einen Finger oder gar in einen ganzen Arm zurückkehren würde! Nein, ich will nicht undankbar sein. Was ich am dringendsten brauche, ist Geduld – aber bitte ein bisschen plötzlich!

Die meisten kennen das Gefühl, wenn einen die Ungeduld übermannt. Nicht nur deshalb bin ich froh, dass es immer neue Erkenntnisse, Ansätze und Therapieformen gibt, mit denen ich weiter daran arbeiten kann, mehr Herrschaft über meinen Körper zurückzugewinnen. Auch in dieser Hinsicht lebe ich zurzeit in einem provisorischen Zustand und mache überwiegend erhaltende Physiotherapie. In Hannover werde ich mich hoffentlich ganz neu in die Erkundung bisher unbekannter Körperwelten stürzen.

Ich bin gespannt auf meine Rückkehr in mein Studentenleben in Hannover. Überhaupt möglich machen mir das wechselnde Pflegekräfte, die mir 24 Stunden am Tag zur Seite stehen. Sie begleiten mich auch in die Hochschule und helfen mir bei meinen alltäglichen Aufgaben: den Lehrstoff mitschreiben, Bücher und Manuskripte halten, Assistenz beim Essen, beim Trinken, beim Computer einschalten, Anrufe entgegennehmen und Türöffnen.

Während der Klinikzeit habe ich mit Prisca, einer Schwester aus dem SPZ, mit der ich mich sehr gut verstand, schon den einen oder anderen „Probelauf" gemacht. Nach einigen gemeinsamen Tagestouren wie Theater- oder Konzertbesuche war ich ein ganzes Wochenende nur mit ihrer Unterstützung unterwegs. Das hat wunderbar geklappt und diese Tage und Momente sind mir unter anderem als beste Zeit des letzten Jahres in Erinnerung. Ich weiß daher, dass dieses Modell zwar aufwendig ist, aber funktionieren kann, und das sogar gut.

Das ist ein wichtiger Schritt zurück in eine gewisse Selbstständigkeit und Normalität für mich, aber auch für meine Eltern. Denn für sie und meine Geschwister hat sich die Welt seit dem Unfall im Ausnahmezustand befunden. Nun können und müssen sie mich ziehen lassen und ihr eigenes Leben weiterführen.

Das ist gar nicht so einfach für alle Beteiligten. Denn wir haben die Situation auch deshalb meistern können, weil wir uns alle wieder so nahegekommen sind, und das war sehr schön. Besonders in der ersten Zeit in der Klinik habe ich es genossen, dass sie ständig für mich zur Verfügung standen und mich auch ein bisschen verwöhnten. Schließlich habe ich aus rein medizinischer Sicht eventuell noch die nächsten 50 Jahre mit der Lähmung zu kämpfen.

Auch die Tatsache, dass wir uns durch und durch kennen und dass vieles ganz selbstverständlich läuft, hat in vieler Hinsicht geholfen. Doch die ständige Nähe hat auch ihre Nachteile. Weder meine Eltern noch ich hatten damit gerechnet, dass ich Jahre nach meinem Auszug plötzlich wieder zu Hause sein und dazu noch in die Rolle eines etwas seltsamen Kleinkindes zurückgeworfen sein würde. Eine verkehrte Welt, die sich niemand von uns ausgesucht hat und die auch kein Dauerzustand sein kann. Wir alle haben diese Zeit nur durchgestanden, weil wir wussten, dass sie begrenzt ist.

Zwischenland

Noch nie hatte ich so viele Gelegenheiten zum Nachdenken wie im vergangenen Jahr. Ein paar dieser Gedanken habe ich hier im Buch gestreift, über die es noch viel zu sagen gäbe: sei es die Würde des Menschen, die Frage, was Freiheit ist und wie man sie erlangt, die Sache mit Gott und ob er wegschaut angesichts unseres Leids. Gerne hätte ich aus dieser Zeit allgemeingültige Antworten und Lösungen parat oder zumindest einen Tipp, den ich aus meinen Erfahrungen heraus anderen mitteilen könnte. Doch den habe ich nicht.

In der Reha hatte ich ein junges, liebenswertes Mädchen namens Rebekka kennengelernt. Sie war erst 14 und aufgrund eines Tumors im Rückenmark Tetraplegikerin. Wir hatten beide eine ähnliche Lähmungshöhe und zunächst auch ähnliche Muskelfunktionen. Rebekka wirkte wie die meisten Patienten, die zum ersten Mal in ihrem Leben gelähmt durch die Räume geschoben werden, sehr verunsichert und in sich gekehrt. Sie lächelte selten. Doch wenn es dazu oder auch nur zu einem kleinen verschmitzten Grinsen kam, steckte sie alle Menschen in ihrer Umgebung damit an. Ich hatte das Privileg, mit ihr und unseren Therapeuten das Wassertherapiebecken zu teilen. Sie besaß bereits einen etwas stärkeren Handgelenksmuskel und ich ein großes Spuckvolumen, sodass die Wassertherapie meist zu einer spritzig-lustigen Angelegenheit wurde. Bei der Physiotherapie haben wir versucht, uns gegenseitig einen Luftballon zuzuspielen. Sie machte viele

Fortschritte; bei einer der letzten gemeinsamen Wassertherapien vor meiner Entlassung aus der Klinik verzeichnete sie zu meiner Überraschung sogar erste Geherfolge. Ich freute mich für sie und war zugleich neidisch.

Noch während ich das letzte Kapitel schrieb, erreichte mich die Nachricht, dass Rebekkas Tumor wieder größer geworden war, massiver als zuvor auf ihr Rückenmark drückte und sie getötet hatte. Sie war mittlerweile 15 Jahre alt, besaß trotz ihrer Lähmung eine wunderbare Ausstrahlung und hätte so oder so ein perspektivenreiches Leben voller schöner Momente vor sich gehabt. Ein Kind zu verlieren ist meiner Meinung nach das Schlimmste, was einer Familie passieren kann.

Ein kleiner Tumor oder 60 Millisekunden können über ein Leben entscheiden. Was soll das? Ich weiß es nicht. Ich kenne nicht der Weisheit letzten Schluss – geschweige denn ihren Anfang.

Mein persönlicher Super-GAU ist, abgesehen vom Tod eines Angehörigen, der, dass ich mich nicht mehr bewegen kann. Was hilft, ist die Hoffnung, dass ich eines Morgens plötzlich mit verschränkten Armen im Türrahmen stehe, kurz meiner Familie zuwinke und zum ersten Waldlauf aufbreche. Allein die Vorfreude darauf ist es mir wert, an der Hoffnung auf Heilung festzuhalten.

Wunder passieren nicht auf Knopfdruck. Aber hoffen ist erlaubt. Ich hoffe darauf, mich wieder bewegen zu können. Auch wenn der Verstand mir rät, lieber nicht darauf zu setzen, um mich nicht selbst zu enttäuschen.

Ich wurde schon oft gefragt, was ich als Erstes machen werde, wenn ich wieder laufen kann, und ich habe die Antwort schon 27-mal wieder verworfen. Denn tatsächlich würde ich wohl einfach rausgehen und loslaufen, nur um des Laufens willen. Irgendwo an einem Baum meiner Wahl anhalten, mich mit einer Hand daran abstützen und etwas von meinem Gewicht an ihn abgeben, die raue Rinde spüren. Mich dann vielleicht hinsetzen, nur um des Hinsetzens willen. Nach einer Weile die Beine überkreuzen und die Hände hinterm Kopf verschränken, einfach so, weil ich es kann.

Spätestens im Himmel werde ich all das wieder tun können, da bin ich sicher. Rebekka ist jetzt hoffentlich schon dort. Wenn ich als kleiner Junge die Sterne angeschaut habe, wurde mir allein bei ihrem Anblick schon ganz mulmig: Die Gedanken an die Unendlichkeit und die Fragen, wo wir herkommen und was nach dem Tod geschieht, bereiteten mir früher in meinem Hochbett schlaflose Nächte und machten mir Angst. Bringe ich heute dagegen meinen Rollstuhl in eine Liegeposition und betrachte den Nachthimmel, wird mir eher auf eine beruhigende Weise bewusst, was für ein kleines Rad in diesem unvorstellbar komplexen Ordnungssystem des Universums ich bin und wie wenig ich begreife oder kontrollieren kann.

Gemessen an der Unendlichkeit – der „umgekippten 8", wie Chris und ich sie oft bezeichnen –, sind die vielleicht 50 Jahre, die ich hier auf der Erde noch vor mir habe, nur ein Wimpernschlag. Natürlich hoffe ich, dass ich sie nicht im jetzigen Zustand „absitzen" muss. Das wäre so brutal anders als alles, was ich mir unter meinem Leben vorgestellt hatte. Aus meiner heutigen Sicht gibt es zwei Möglichkeiten: Entweder, mein Zustand verbessert sich so weit, dass ich damit leben kann – oder ich lerne, meine Situation so anzunehmen, wie sie ist.

Beides ist noch nicht eingetreten.

Aber dies ist nur das letzte Kapitel des Buches, nicht meines Lebens!

Es ist aber der Glaube eine feste Zuversicht auf das, was man hofft, und ein Nichtzweifeln an dem, was man nicht sieht.
(Hebräer 11,1)

Nachwort

Es gibt Momente im Leben, in denen die Zeit stillsteht. Plötzlich passiert etwas, das in unserer perfekt durchorganisierten Welt eigentlich nicht vorgesehen ist. Und in diesem Moment gerät alles durcheinander. Sogar die Zeit scheint zu stocken. Vielleicht, weil man ganz genau versteht, was da gerade passiert: Man will nicht, dass es passiert – aber man kann nichts dagegen tun.

So ähnlich ging es mir am 4. Dezember 2010 in Düsseldorf. Wie in Superzeitlupe kamen die Bilder von Samuels Unfall bei mir an. Die Zeit verging immer langsamer. Und auf einmal stand sie still. Eingefroren. Alles war wie vereist. Auf dem Boden der Halle lag der junge Mann, der mich ein Jahr später bitten sollte, dieses Nachwort für sein Buch zu schreiben. Und ich komme dieser Bitte sehr gerne nach.

Ich liebe das Leben. Ich gehe Menschen, Dingen und Situationen eher mit freudiger Erwartung als mit Skepsis oder Angst entgegen. Für mich ist das sprichwörtliche Glas nie halbleer, sondern immer halbvoll. Doch es ist wahr: Die ganze Geschichte mit Samuel hat mich ziemlich mitgenommen. Sie hat mich nachdenklich gemacht. Die Folge ist, dass ich das Leben jetzt noch mehr liebe. Denn Samuel ist ein Mensch, dessen positive Energie einfach unglaublich ansteckend ist. Wer sein Buch gelesen hat, weiß das.

Ich selbst hatte das Glück, Samuel persönlich zu begegnen. Und dabei habe ich erleben dürfen, dass er ein Mensch ist, dessen Gläser nicht nur halbvoll, sondern bis zum Rand gefüllt sind. Trotz alledem: Es stimmt schon, Samuel kann seinen Körper nicht mehr so bewegen wie vor dem Unfall. Aber er bewegt so ungeheuer viel in den Menschen, die ihm begegnen. Ob als Leser dieses Buches oder vis-à-vis.

Als ich Samuel im Sommer 2011 in einem Reha-Zentrum in der Schweiz zum ersten Mal besuchen konnte, hatte ich schon ein bisschen das Gefühl, befangen zu sein. Die eingefrorenen Bilder aus Düsseldorf tauchten wieder auf. Aber Samuel sorgte dafür, dass sie wieder auftauten. An ihre Stelle traten nun neue Bilder: Wenn ich heute an ihn denke, dann sehe ich vor allem diesen Sommertag am Sursee vor mir. Er trug ein leuchtendgrünes T-Shirt, lag in seinem Bett und lächelte mich an. Und nicht nur mich, alle, die im Zimmer waren, lächelte er an. Samuel lächelte die ganze Welt an. Unvergesslich.

Er strahlte einfach eine ungeheure Lebensfreude aus. Wir haben viel gelacht, wir haben viel erzählt, und auf einmal merkte ich wieder: Es gibt Momente im Leben, in denen die Zeit überhaupt nicht stillsteht, sondern rast. Weil das, was man gerade erlebt, so kurzweilig ist, so spannend, so unterhaltsam, so wahnsinnig freundlich, menschlich und schön.

Samuel erzählte, dass die Leute, die ihn besuchen, oft sehr befangen sind. Manche weinen sogar. „Dann habe ich das Gefühl, ich muss mich um diese Leute kümmern", sagte er. Das tut er dann auch. Und tatsächlich schafft er es immer, den Menschen ihre Befangenheit zu nehmen. Durch seine pure Freude am Leben, durch die unheimliche Kraft, die in ihm steckt. Und die Hoffnung hat er sowieso nie aufgegeben.

Der Nachmittag bei Samuel hat mich sehr beeindruckt und mir wieder klargemacht, was wirklich wichtig ist im Leben. Von ihm konnte sogar ein hoffnungsloser Optimist wie ich noch viel lernen. Und leider waren die Stunden bei ihm viel zu schnell vorbei.

Ich kenne jede Menge Leute, denen es richtig gut geht und die trotzdem glauben, dass sie alle Hoffnung verloren haben. Auch die können von Samuel sehr viel lernen. Ist es der Zusammenhalt in der Familie? Ist es sein Glaube? Samuel Koch, dessen schicksalhaften Moment Millionen von fassungslosen Fernsehzuschauern erlebten, erinnert uns heute daran, wie wertvoll das Leben ist, wie schön und einzigartig jeder Tag sein kann – und wie die Hoffnung einen Menschen durch dieses Leben tragen kann.

Es wird sehr anstrengend, sehr lang und mühsam, aber Samuel wird diesen Weg bewältigen. Ich wünsche ihm von ganzem Herzen, dass er das Leben leben darf, das er leben will.

Michelle Hunziker
Milano, Februar 2012

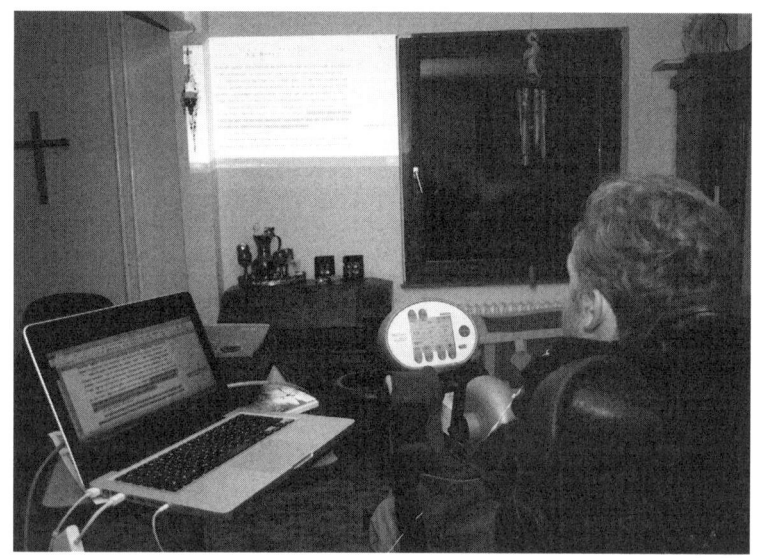

Samuel bei den Arbeiten an diesem Buch. Am Beamer verfolgt er, wie das, was er sagt, umgesetzt wird.

Autoren

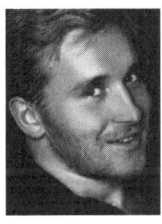

Samuel Koch

Schon früh galt seine Begeisterung dem Sport. Bereits mit 6 Jahren begann er als Kunstturner und turnte 17 Jahre lang bei unzähligen Wettkämpfen in der deutschen wie französischen Liga. Nach dem Abitur studierte er Schauspiel zunächst in Hamburg, später an der Hochschule für Musik, Theater und Medien in Hannover. Während dieser Zeiten jobbte er als Kleinunternehmer u. a. als freier Akrobat. Nach seinem Unfall wurde er im Schweizer Paraplegiker-Zentrum in Nottwil rehabilitiert. Im Frühjahr 2012 will Samuel Koch sein Studium fortsetzen.

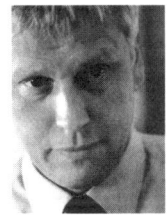

Christoph Fasel

Studium in Paris und München, u. a. Germanistik, Geschichte, Philosophie, M. A. phil., Absolvent der Henri-Nannen-Schule unter Wolf Schneider, Journalist u. a. bei BILD, Abendzeitung, Bayerischer Rundfunk, Redakteur bei ELTERN, Reporter des STERN, Chefredakteur Reader's Digest Deutschland und Österreich; 2002 Berufung zum Professor für Medien- und Kommunikationsmanagement; Lehraufträge u. a. an den Universitäten Leipzig, München, Tübingen, Innsbruck und an der Hamburger Media School. Wissenschaftler, Zeitschriftenentwickler, Coach und Autor u. a. für das Magazin der Süddeutschen Zeitung sowie zahlreiche Zeitungen und Zeitschriften.

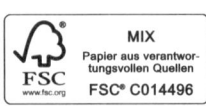

Verlagsgruppe Random House FSC-DEU-0-100
Das für dieses Buch verwendete FSC®-zertifizierte Papier
Munken Premium Cream liefert Arctic Paper Munkedals AB, Schweden.

© 2012 by adeo Verlag
in der Gerth Medien GmbH, Asslar,
Verlagsgruppe Random House GmbH, München

1. Auflage April 2012
Bestell-Nr. 814 253
ISBN 978-3-942208-53-6

Umschlaggestaltung: Gute Botschafter GmbH, Haltern am See
Umschlag- und Autorenfoto Seite 205: Simone Fischer-Trefzer
Gestaltung: Stefan Wiesner
Satz: Marcellini Media GmbH, Wetzlar
Druck und Verarbeitung: GGP Media GmbH, Pößneck
Printed in Germany